老警官幸福生活指南丛书

老有所养——养老生活新理念

公安部离退休干部局 编

群众出版社
·北 京·

图书在版编目（CIP）数据

老有所养：养老生活新理念／公安部离退休干部局编.
—北京：群众出版社，2013.1

（老警官幸福生活指南丛书）

ISBN 978-7-5014-5038-1

Ⅰ.①老… Ⅱ.①公… Ⅲ.①老年人—生活—通俗读物 Ⅳ.①Z228.3

中国版本图书馆 CIP 数据核字（2012）第 237610 号

老有所养

——养老生活新理念

公安部离退休干部局 编

出版发行：群众出版社
地　　址：北京市西城区木樨地南里
邮政编码：100038
经　　销：新华书店
印　　刷：北京通天印刷有限责任公司

版　　次：2013 年 1 月第 1 版
印　　次：2013 年 1 月第 1 次
印　　张：14.5
开　　本：787 毫米×1092 毫米 1/16
字　　数：200 千字

书　　号：ISBN 978-7-5014-5038-1
定　　价：42.00 元

网　　址：www.qzcbs.com
电子信箱：qzcbs@sohu.com

营销中心电话：010-83903254
读者服务部电话（门市）：010-83903257
警官读者俱乐部（网购、邮购）：010-83903253
公安综合分社电话：010-83901670

出版说明

公安机关广大离退休干部是党和国家的宝贵财富。他们为中国革命、建设、改革事业，为人民公安的建设和发展，建立了不朽的功勋。历届公安部党委始终高度重视离退休干部工作，始终坚持把离退休干部工作置于公安工作大局的战略高度来研究，摆到公安队伍建设健康发展的长远角度来推进，始终对老同志政治上尊重、思想上关心、生活上照顾、精神上关怀，不断为老同志老有所养、老有所医、老有所教、老有所学、老有所为、老有所乐创造良好条件，使他们身心安康、神情愉悦地享受幸福的晚年。

截至2012年年底，公安部机关离退休干部有近1200人，加上部属教育、科研、文化等直属单位的离退休人员，总数已达数千人，而且以后逐年都将有一批干部职工从工作岗位退休。为了满足公安部机关广大离退休干部日益增长的精神文化需求，引导大家以积极、健康的心态安排好退休后的晚年生活，达到老有所学、老有所乐，陶冶情操、颐养天年的目的，公安部离退休干部局与群众出版社共同策划、组织编写了这套“老警官幸福生活指南丛书”，包括：《老有所养——养老生活新理念》、《老有所医——安全健康度晚年》、《老有所学——多才多艺好心情》、《老有所乐——老警官爱唱的歌》，共四册。为使这套丛书贴近生活、贴近实际，真正为老警官所喜欢，我们先后两次召开有离退休干部代表参加的座谈会，对策划方案和编写大纲进行反复研究修改。除了聘请相关领域的专家学者撰稿外,还邀请学有专长的老警官亲自担任部分篇章的作者。初稿形成后,我们又在一定范围征求了老干部和老干部工作者的意见、建议,对书稿进行了认真审校,最终将这套丛书呈送到您面前。

这套丛书以体现生活理念,激发生活情趣,教会生活技巧,提供生活指南为原则,力求对老警官们的退休生活有所教益。《老有所养》主要介绍了老年人养老生活的新理念、新方式;《老有所医》介绍的是看病就医、科学养生方面的常识;《老有所学》介绍了书法绘画、吹拉弹唱、运动健身等方面的知识与技巧;《老有所乐》则收录了100首适合老警官合唱或独唱的红色歌曲、中外民歌等经典曲目。

这套丛书自2012年3月正式启动编写工作,能够在较短时间内顺利出版,中国人民公安出版社的领导和编辑人员付出了辛勤的努力,也得到公安部第一研究所、中国人民公安大学等单位老干部工作部门及部机关许多离退休老警官的大力支持和帮助,在此表示诚挚的感谢。由于经验不足、水平有限,书中某些缺欠在所难免,敬请读者批评、指正并予谅解。

编者

2013年1月

致老警官

朋友，你好！当你翻开这套《老警官幸福生活指南丛书》时，衷心祝你老有所养、老有所医、老有所学、老有所乐！

人生如日，有起有落。面对夕阳晚景，人们的心境各有不同。从“夕阳无限好，只是近黄昏”，我们看出了李商隐的惆怅、无奈；从“莫道桑榆晚，为霞尚满天”，我们看到了刘禹锡的翛然、从容；而通过《夕阳红》的词与曲，我们则真切感受到了当代老年人无限美好、令人沉醉的不了情。或许你已两鬓斑白，或许你已步履蹒跚，虽老，你也是老当益壮！七十岁的你，就是“七零后”；八十岁的你，就是“八零后”；九十岁的你，就是“九零后”。

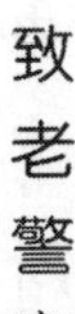

在你们中间，不管是老张老王或是李老赵老，不论是退而不休还在发挥余热抑或是在含饴弄孙颐养天年，你们的人生路上一定还会有灿烂的春光，你们的心中都还有挥之不去的公安情怀。你们时时惦记着公安工作继往开来的新航程；你们时时期待着公安队伍气象万千的新面貌，你们也时时关注着公安事业与时俱进的新发展，因为你们是老公安！而“革命人永远是年轻”！正如一首诗写的那样：

年轻的战友们啊，
你们年轻，
我们也年轻。
你们年轻总是写在脸上，
我们年轻总是藏在心房。

你们做梦，
我们也做梦。
你们做梦充满了奇思妙想，
我们做梦常常是豪情万丈。
你们有爱情，
我们也有爱情。
你们的爱情讲究的是热情奔放，
我们的爱情讲究的是地久天长。
你们是财富，
我们也是财富。
你们的财富在于青春作伴前途无量，
我们的财富在于历尽苦难饱经沧桑。
你们是太阳，
我们也是太阳。
你们是一轮火红的朝阳，光芒万丈，
我们是一抹绚丽的夕阳，同样灿烂辉煌。

朝阳和夕阳，都是红太阳！

朋友，当你走进夕阳、步入人生的黄昏时，别忘记，你们也曾意气风发、也曾辉煌豪迈，你们把秀发和青春献给了共和国每一天的晨钟暮鼓。你们经历过枪林弹雨，身经百战。社会治安，有你们辛勤的汗水；刑事破案，有你们脚步的奔忙；公安科技，有你们增添的含金量；队伍建设，有你们的语重心长。你们“干了一辈子革命工作，也该歇歇了”。从今天起，卸下工作的行囊，安度晚年，做一个“老有所养，老有所乐，老有所学，老有所为”的幸福的“闲”人！

“但得夕阳无限好，何须惆怅近黄昏。”请从捧起这本书开始，细细品味你温馨从容、丰富多彩、绚烂多姿的离退休生活。

祝你健康、长寿！

目 录

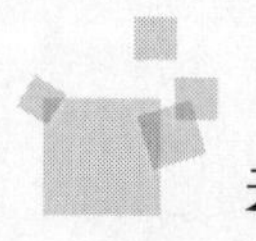

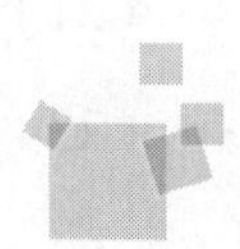

养老新理念

养老新理念

警察作为一个特殊群体，在维护国家安全、维护社会治安的岗位上，长期超负荷工作，甚至流血牺牲。因此，我国警察的平均寿命远远低于我国的人均寿命，健康状况也不容乐观。但是，与那些牺牲和早逝在工作岗位上的战友相比，绝大多数警察还是会在这个神圣的岗位上工作到光荣退休的那一天。全国每年都有成千上万的警察陆续加入退休老警官的队伍中，他们将面对如何安度晚年、迎接退休后的新生活的问题。

养老理念——选择养老方式因人而异。每一位退休老警官在工作单位、居住地、家庭、自身条件及周边环境等方面都有所不同，所以，不仅需要坦然面对现实，树立积极健康、以人为本的科学养老理念，还需要认真选择适合自己的养老方式，开创幸福的退休生活。我国目前已提前进入老龄化社会，处于未富先老的社会发展阶段。“十二五”期间，随着第一个老年人口增长高峰的到来，我国人口老龄化进程将进一步加快。从2011年到2015年，全国60岁以上老年人口将由1.78亿增加到2.21亿，平均每年增加老年人860万人；老年人口占全国总人口比重将由13.3%增加到16%，平均每年递增0.54个百分点。老龄化进程与家庭小型化、空巢化相伴随，与经济社会转型期的矛盾相交织，社会养老保障和养老服务的需求将急剧增加。未来20年，我国人口老龄化日益加重，到2030年，全国老年人口规模将会翻一番，老龄事业发展任重道远。2011年8

月17日国务院常务会议讨论通过《中国老龄事业发展“十二五”规划》(以下简称《规划》),把建立健全老龄战略规划体系、社会养老保障体系、老年健康支持体系、老龄服务体系、老年宜居环境体系和老年群众工作体系(六个体系),以及实现老有所养、老有所医、老有所教、老有所学、老有所为、老有所乐(六个老有)的工作目标作为指导思想,提出七项发展目标和十一项主要任务,充分体现了《规划》内容的全面性、战略性、创新性、务实性、可行性等特点。各级政府也在着力解决老龄工作领域的突出矛盾和问题,从物质、精神、服务、政策、制度和体制机制等方面打好应对人口老龄化挑战的基础。同时,充分发挥家庭和社区功能,着力巩固家庭养老地位,优先发展社会养老服务,构建以居家为基础、社区为依托、机构为支撑的社会养老服务体系,创建中国特色的新型养老模式。

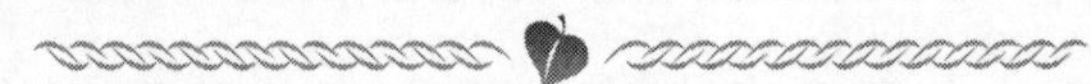

靠谁养老、靠啥养老

随着社会的发展和人民生活水平的逐步提高,我国的人均寿命也不断提高。据民政部部长、全国老龄办主任李立国介绍,目前,我国人口老龄化已经进入快速发展期。预计到“十二五”期末,全国老年人口将增加4300多万人,达到2.21亿人,届时,80岁及以上的高龄老人将达到2400万人,65岁以上空巢老人将超过5100万人。作为警察这一特殊群体,随着各级政府对公安队伍建设的投入不断加大,警察待遇的不断提高,警察整体健康水平也有了很大提高,平均寿命也在持续延长,退休后的日子将越来越长,必须认真面对养老问题。中国原有的养老方式一直是以家庭养老为主。沿袭多年的“养儿防老、积谷防饥”的理念决定了我国社会家庭式养老的模式。而随着社会的发展以及家庭结构的变化,独生子女无力、无暇照顾老人的矛盾越发凸显，特别是新的家庭结构——“四二一”模式（四个老人，一对年轻夫妻，一个孩子）的形成，两个年轻人要负担起四个老人的养老重任时，在养老问题上，广大退休警官也和所有老年人一样，必须转变观念，树立养老只能靠自己的观念。

实现“老有所养”，需要构建一个系统，国家、社会、家庭和个人都是必不可少的环节，都有各自义不容辞的责任。如果将养老的包袱全部或大部分推给政府，别说在我们这样一个未富先老的国家行不通，即使曾经以“福利国家”为标榜的西方发达国家也已经不堪重负，现行福利政策难以为继，只能出台延长领取养老金年龄的政策。目前，政府主要承担的只能是宏观管理和调控的职能。

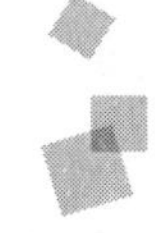

但要将养老责任全部推给家庭和子女也越来越不可能。在成功实施了计划生育政策并在可预见的时期这一政策难以有根本性改变的中国，倒金字塔型的家庭结构，使“养儿防老”已脱离现实：职场生存的激烈竞争，使子女难以分出精力照顾老人；市场经济对传统家庭观念的破坏性冲击，导致传统孝道日益弱化，心安理得地享受子女的赡养将变得越来越困难，不少家庭矛盾源自子女把赡养老人看成负担。

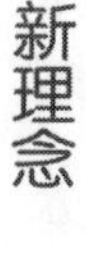

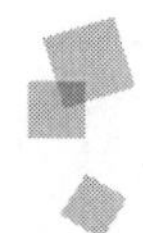

有鉴于此，我国目前正在建立的社会化养老保障模式，就是政府主导，企业、集体、家庭、个体多元支撑的社会化养老保障体制。同时，各地都在努力建立和发展以居家为基础、社区为依托、机构为支撑的养老服务体系。

目前，常见的养老方式主要有三种，即传统的家庭养老、社区养老（居家养老）和机构养老。“家庭养老”是指老人住在家里，日常的饮食起居、生病治疗等，由子女或亲属进行照顾。“社区养老”是指民政部推出的“社区居家养老”计划，就是老人居住的社区设立有居家养老服务站，老人有什么需要，服务站的工作人员会帮助联系相关的服务人员为老人提供帮助，老人也可以到服务站提供的场所进行活动或者接受服务。“机构养老”是指把老人送到养老院、敬老院、老年公寓等养老机构集中养老。

因此，作为退休老警官，我们必须面对社会转型期出现的养老新问题，转变传统的“养儿防老”的观念，充分发挥养老要靠自己的主观能动性。自己选择最适合于自己的养老方式，然后创造好条件，磨合好各种关系，使晚年生活和谐美满。即使生活已不能自理，甚至是临终时期，养老方式也要及时在自己头脑清楚时作好安排。

居家养老将是最大众化模式

根据民政部发布的信息，居家养老在我国老年福利服务体系中处于基础地位，是我国应当长期坚持的养老模式。也就是说，和世界上任何国家一样，中国式养老也将以居家养老为主。现行的《老年人权益保障法》第十条规定：“老年人养老主要依靠家庭”，然而，随着人口老龄化所产生的“四二一”家庭模式和抚养系数的上升，将使现行的家庭养老模式发生困难。一方面，人口老龄化普遍产生了“四位老人、一对年轻夫妇以及一个未成年小孩”这样一种家庭结构模式；另一方面，它也导致老年抚养比将从2000年的11.43%上升到2050年的52.88%。在人口流动频繁的今天，这两种情况必然导致家庭物质供养、生活照料以及精神安慰等方面严重缺乏，依靠现有的居家养老方式难以实现养老目标。因此，要解决居家养老问题，家庭养老必须与社会养老相结合，要在全社会范围内构建“居家养老”的社会支持体系。国务院专门制定了《社会养老服务体系建设规划(2011－2015)》，我国已初步建立起以居家养老为基础、社区服务为依托、机构照料为补充的社会养老服务体系基本框架。在开展居家养老服务方面，在部分城市已基本建立以保障高龄、独居、空巢、失能和低收入老人为重点，借助专业化养老服务组织，提供生活照料、家政服务、康复护理、医疗保健等服务的居家养老服务体系。一方面政府加大投入,普及发展社区老年服务基础设施,有计划地增加拨付专项资金,大力普及建设老年社区服务基础设施;另一方面,要通过探索建立"助老"劳务储蓄制度,推动社区养老人力资源开发,有效缓解家庭内部照料人力不足问题。目前,不少地方在社区建立相应的"居家养老"服务队伍,如以辖区单位年轻职工为主的青年志愿者队伍;以下岗职工为主的生活服务队伍;以社区卫生中心为主的医疗护理队伍等;通过社团形式将社区低龄健康的老人组织起来,为高龄的、需要照料的老人提供居家服务,把服务时间"储存"起来,当自己需要生活照料时,优先免费享受同等时间的服务。因此,随着社区养老网络的发展完善,传统的家庭养老和社区养老服务网络相结合的居家养老将成为我国最大众化的养老模式。

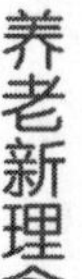

另外,我国养老机构的现状也决定了居家养老的大众化养老模式的地位。目前,我国共有养老机构4万多家,但只有床位104万多张,不到老年人口总数的1%。如果说我国的养老床位要发展到老年人口的3%,最少要2000亿美元,这是短期内不可能达到的天文数字。而老年人在家里过晚年,还可以充分利用原有的家庭资源(住房、家具、耐用消费品和生活设施等),以减少不必要的支出。同时,居家养老有利于老年人的身心健康。住在养老机构中的老人由于远离自己生活过的街区,平时难以与亲人见面,心里易产生一种被家人和社会冷落的孤独感和忧伤感,而且由于年事已高,体弱多病,死亡情况经常发生,老年人经常目睹同伴们离自己而去,给老年人造成了额外的心理恐惧和精神压力。若让老年人在自己长期生活过的社区中养老,有利于老年人的养生,因为熟悉的环境能使老年人保持原来的生活习惯,亲朋好友、同事熟人能使老年人精神愉悦。

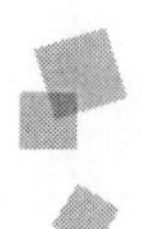

2011年,全国共有各类社区服务中心17.5万个,城市便民、利民服务网点69.3万个,因地制宜地开展了面向老年人的入户服务、紧急援

助、日间照料、保健康复、文体娱乐等服务，提升了社区养老服务能力。

因此，居家养老也同样是退休老警官们的首选养老模式。特别是新中国成立以来传统的“家庭+单位”的养老模式，随着市场化的进程和单位功能的逐渐弱化，在社会多数行业领域中已经瓦解，但是由于公安机关的特殊性质，单位的功能并没有弱化，从公安部到省、地、县各级公安机关都有专门为离退休干部服务的职能部门，而边防、消防、警卫等现役警察部门还像军队一样建有设施完备的干休所，集中为离退休警官提供优质的养老服务。由于公安工作的特殊性，加班值班多、办案出差多、随时待命出现场的特点，房改之前，多数警察都是集中居住在各级公安机关的宿舍区内，因此，大多数离退休老警官离开工作岗位后仍居住在机关宿舍区内。各级公安机关的领导都非常重视离退休干部管理工作，为老警官们颐养天年创造了各种便利条件，在组织上建立健全了离退休干部的党支部，定期组织学习和开展活动，让老警官们时时感受到组织就在身边。在生活上提供方便，在医疗上提供照顾，在文化娱乐、体育活动方面提供场地和器材，开办各类老年学习班，丰富离退休老警官们的精神文化生活。离退休干部管理的职能部门更是为老同志们提供周到的服务。如公安部离退休干部局以机关各宿舍区为中心建立了若干个活动站，配备了得力的领导和工作人员，为辖区的老同志提供经常性的服务。其中，北京市西城区木樨地活动站最近还被评为“中央国家机关优秀离退休干部活动站”。

从目前全国公安机关离退休老警官的养老现状看，大多数老同志都选择了居家养老，这样不仅与家人亲，和同事熟，离组织近，遇到难处还有大家帮。随着各地社区养老网络的不断完善，即使是居住在子女家和自购房屋的老警官们也能够享受到比较好的社区养老服务。

居家养老的关键在于发展完善、有效的社区为老年人服务，必须以构建社区养老网络为支持。所谓社区养老网络，即以社区服务中心为核心,服务以社区养老服务机构为依托,以社区志愿者为补充,设立老人生活中所需的一切服务项目,一旦哪一家需要服务,求助电话打到社区服务中心,服务中心马上派出相应的服务人员上门服务。如青岛市的市南区,创建了"社区综合服务呼叫网络"系统。该系统将俗称"一点通"的服务终端设到居民家中,由服务中心根据居民随时提出的要求提供上门服务。由于这种"一点通"的使用特别简单,因而尤其适合独自居家、行动有障碍的老人使用。

居家互助养老形式也称为以老养老模式。就是居住在同一社区的老年人互相帮助的养老形式。如上海师范大学退休教职工发起的"银龄互助义工"活动,以教职员工居住区为网络,由年岁较低的关心年龄较大的;生活条件好的关心有困难的;健康状况好的探望患病卧床的。今天我帮你,明天你帮我,老人间相互有个照应,形成一个互助网络。活动开展一个多月就有 30 多名相对低龄的健康老人成为互助义工,将关爱送到其他更需要帮助的老人心中,帮助互助对象到医院取药、报销医药费,买菜、换煤气、交水电费,上门探望聊天等,既解决了高龄老人生活中的实际困难,也缓解了空巢老人的孤独感。

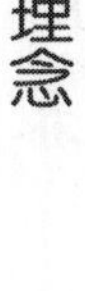

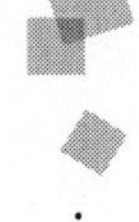

专业养老机构档次多

2012 年"世界卫生日"的主题是"老龄化与健康"。世界卫生组织和联合国人口基金会认为,因生育率下降和寿命延长引起的人口老龄化已成为全球现象。目前,我国是世界上唯一一个老年人口超过 1 亿的国家,且正在以每年 3% 以上的速度快速增长,是同期人口增速的 5 倍多。预计到 2015 年,老年人口将达到 2.21 亿,约占总人口的 16%;2020 年达到 2.43 亿,约占总人口的 18%。与老龄化进程加快相伴随的,是社会养老负担的加重。截至2010年年底,全国各类养老机构养老床位314.9万张,床位数占老人总数的比例为1.77%,即每千人17.7张床位,远远低于发达国家的水平。境外一般是以每千位65岁以上老人所拥有的机构养老床位来统计,以荷兰为较多,接近90张床位;其次是瑞典,有87张;美国为40张左右,英国大约为35张。此外,我国香港特别行政区的千人床位比也很高,老人每千人拥有床位数接近100张。

特别是比较规范且收费较低的公办养老院更是“一床难求”,曾有媒体报道称,一家公办养老院排号7000,需等10年。实际情况也是如此,许多失能老人因正规养老院床位紧张,无法享受相对规范的养老服务和护理。有鉴于此,2012年3月召开的全国社会养老服务体系建设工作会议提出,“十二五”时期,民政部将在全国连续开展“社会养老服务体系建设推进年”活动,并启动“敬老爱老助老”工程,争取到2015年,实现每千名老年人拥有养老床位数30张、床位总数新增340万张、达到660多万张的规划目标。民政部和地方要将福利彩票公益金每年留存部分按不低于50%的比例集中使用于社会养老服务体系建设,以加快适度普惠的社会养老服务体系的建立。

对有入住养老机构需求的离退休老警官来说,随着各地养老机构建设步伐的加快,入住养老机构享受规范化的护理还是可行的。

1 公立养老院

在我国,由于公立养老院的管理相对正规,护理标准比较规范,因为有各级政府的投入和补贴,收费比较合理,所以床位相对紧张。公立养老院是民政部门重点解决那些无子女、低收入、失能老人养老问题的主要场所。因此,床位一直比较紧张,离退休老警官有入住公立养老院需求的,应当和子女亲友一道对本地区的公立养老院的实际情况进行了解,打听清楚比较中意的养老院床位情况,需要提前排队等候床位。

2 民办或公私合营的中高档养老院

我国民办养老院发展的时间不太长，主要问题是收费比公立养老院要贵很多，一是因为民间资本投资，要收回投资成本，若没有政府补贴的话，只能向入住老人收取较高的费用，才能维持下去；另外，就是一些外资或基金会投资的民办养老院，建设标准高档，条件相对优越，护理比较规范，因此收费高是必然的，一般的工薪阶层是难以承受的，入住的多是海外归国华侨和本人或子女是高收入者的老人。而民办养老院收费相对低一些的，大都是居住生活条件较差，管理和护理欠规范的规模较小的养老院。而少数带有慈善性质，收费相对合理，管理和护理比较规范，地理环境又比较好的民办养老院，也是和条件相近的公办养老院一样，“一床难求”，需要排很长时间的队。因此，离退休老警官在选择民办养老院时，一定要慎重，从各方面的渠道进行比较深入的了解，不要误入那些尚未拿到资质、管理不规范、不具备养老基本条件的民办养老院，以免给本人和家庭造成经济上的损失和身心伤害。如果经济条件许可的话，还是要选择管理和护理相对规范的、有资质的民办养老院。

“以房养老”的新养老方式

在全国社会养老服务体系建设推进会上，民政部领导指出：“以房养老”将纳入下一阶段工作的引导方向。“以房养老”也被称为“住房反向抵押贷款”或者“倒按揭”，是指老人将自己的产权房抵押或者出售、出租，以定期取得一定数额养老金或者接受老年公寓服务的一种养

老方式。主要有以下几种形式:

1 “出租房屋”养老不用愁

这就是将产权属于自己的房子出租,用租金养老。即将具有完全产权的住房先行出租,再用另租房居住或入住老年公寓、养老院的方法达到以房养老的目的。既保障晚年期照常有房可居,并获取持续稳定的租金收入用于养老生活,又能保证在自己身故后原有住房仍能照常遗留给子女,符合国人养儿防老、遗产继承的传统习俗,为以房养老理念的顺利实施减弱了相当的阻力和障碍,可推动以房养老事业在一个新的层面作出大范围的拓展。租房入院养老,目前已为较多的老年人接受并在纷纷实践之中。

另外,孤寡老人在家中招徕年轻的大学生做房客,一扫往日的沉闷暮气,增添了青春活力,身边既多了人员照顾,又有一笔可观的房租作为生活费补充;对年轻大学生而言,也有助于解决住房和情感归宿问题;城市的住房资源也得到较好的运用,极大地缓解了住房的紧张局面,可谓一举三得。

2 大房换小房,差价款安享晚年

这就是将产权属于自己的大房子出租或出售,再租住或购买小房子居住,用房租或售房差价款养老。老人退休后,卖出原本居住的大房子,再买进适合居住的小房子,或者高价卖出自己在城市繁华位置的住房,再低价到离城市中心较远、环境相对清静的位置购买适合养老的住房,用售房购房的差价款用作股市或债券投资,也可为养老提供更有实力的保障。老人还可将该笔差价款办理养老年金寿险,每年支取现金用来养老,等到一定年份再将该小房子用以房养老的办法,继续获取现金流入应对日常对现金的需要,或可把这个小房子对外出售,自己住到养老院安度晚年。老年人将位于闹市区的高价住房出售,在市郊选择适合养老的地段购买低价位的新住房,既改善了养老的环境品位,又节约了大笔钱财,用于补贴养老金的不足。整日与大自然做伴,游山玩水也是不亦乐乎。

3 "倒按揭"贷款养老须慎重

将房屋抵押给有资质的银行、保险公司等机构,每个月从该机构取得贷款作为养老金,老人继续在原房屋居住,去世后则用该住房归还贷款。所谓"倒按揭"式的以房养老,并不算是什么新鲜事,欧美一些国家早已流行。但中国与这些国家在伦理道德等观念上差别很大,大多数人未必能够接受。中国传统上还是养儿防老,子女承担养老问题,房子自然留给子女。说起来,这也算是"以房养老",只是更多了一份亲情的交换。以房养老虽然是金融创新的一个方向,但绝不是解决养老问题的主要方向。如果全面推行,那就是让所有人都拿房子去换养老金,等于还是把养老问题抛给了个人。养老问题的解决最终还要依靠社会养老体系的逐步完善。因此,"以房养老"只能作为一种旨在提高养老质量的民间私人规划,而不能代替提供基本养老保障的政府公共服务。另外,中国城市居民的住房都会涉及土地使用权 70 年的限期。谁也不知道到期后,究竟会发生怎样的事情。所以,一套居民住房,抵押给金融机构到底能够获得多少贷款,是否足够 20 年养老之用,都充满着不确定性。

美国政策规定,62 岁以上的老年人如果有自己的房产,经过专业评估以后产生一个最低估价,每个月可以领到钱,一直到老人去世。如去世时此房产的估价恰巧等于老人领的养老金总额,那么就互不相欠,如果不够,由政府的住房和城市发展部补贴,银行也不吃亏。如果盈余了,就还给老人的子女。

目前我国一些城市已开始试行这一养老模式，如倒按揭南京模式：南京汤山“温泉留园”，此前已在国内首个公开推出倒按揭性质的“以房换养”举措。入住该园的条件规定，拥有本市60平方米以上产权房、年届六旬以上的孤残老人，自愿将其房产抵押，经公证后入住老年公寓，终身免交一切费用，而房屋产权将在老人逝世后归该园所有。

上海的“以房自助养老”初定做法是：65岁以上的老年人，可以将自己的产权房与市公积金管理中心进行房屋买卖交易，交易完成后，老人可一次性收取房款，房屋将由公积金管理中心再返租给老人，租期由双方约定，租金与市场价等同，老人可按租期年限将租金一次性付与公积金管理中心，其他费用均由公积金管理中心缴付。

需要注意的是以房养老必须具备以下条件：

一是自有住房并拥有完全产权。养老家庭必须对其居住的房屋拥有完全的产权，才有权也才有可能对该房屋作出售、出租或转让的处置。

二是独立住房。在以房养老模式中，只有老年父母与子女分开居住，该模式才有可能得以运作，否则，老人亡故后，子女便无处可居。

三是经济状况适中。当老年人的经济物质基础甚为雄厚时，就没有必要考虑用房产养老；而老人的经济物质条件较差，或者没有自己独立的房屋，或者房屋的价值过低，也很难指望将其作为自己养老的资本。

四是地处城市或城郊。老人身居城市或城郊，尤其是经济快速增长的城市或城郊，住房的价值很高，且在不断增值之中，住房的变现转让也较为容易，适合房屋反向抵押贷款养老。但如果住房地处农村，或经济发展缓慢，增值幅度不大的不发达地区，因价值低、不易变现等，将很难适用这一模式。

需要强调的是，房屋“倒揭按”抵押贷款养老方式比较适合有独立产权房的、没有直接继承人的、中低收入水平的城市老人。

“候鸟式”养老可尝试

候鸟式养老是中国发展较早的异地养老模式:在温暖的南方过冬,在凉爽的北方避暑。候鸟式养老,就是指把旅游资源和养老服务结合起来,老人可以根据季节的变化选择不同的地方养老,像候鸟一样在南北两地迁徙。这种相对前卫的养老方式,正引起越来越多老人的兴趣。主要有海南岛的冬季养老基地和北方滨海地区的夏季避暑养老基地,在成都、武汉等城市周边风景秀丽的地方也有所分布。还出现了连锁经营和养老机构之间的合作置换等优化模式,使老人有机会进行异地旅游、疗养。选择这种养老模式的以健康且具有一定经济实力的老年人为主,人们将这类老人称为“候鸟老人”。这种养老模式的优点是环境优美、灵活性强,缺点是季节性强、便利性不足。近年来,采用这种候鸟式养老的老人越来越多了,异地养老也渐成时尚。国家民政部等有关机构也鼓励老人“动起来”,“走出去看看世界”,倡导居家老人与其“独乐乐”,不如出去和大家一块儿“众乐乐”。

高端之选——产权式老年社区

这类高级养老社区或是采用买断养老专用产权房的形式,或是缴纳数额不菲的“会员费”,为老人搭建的生活环境和设备当然也是一流的。与传统养老机构相比,老年公寓管理在追求硬件设施品质的同时,更注重在养老理念、模式、服务方式等方面的创新,独具匠心地把现代服务业引入传统养老业,形成“物业服务 + 养老服务”的双重服务模式,使养老在传统意义上实现质的飞跃。产权式老年公寓具有普通公寓无法比拟的优势。首先，它集独立型老年公寓、服务型老年公寓、护理型老年公寓于一身。老年人居住相对集中，且设有老年专业医院、老年服务中心、老年娱乐中心以及老年购物中心等，方便老年人日常生活；其次，产权式老年公寓养老将老年人的“自养”与“他养”有机结合，不仅在老年人能够自理时提供服务，在老年人自理比较困难时，同样能够提供高标准的服务。其发展的老年人互助养老、“养老储蓄”以及邻里互助养老等形式，实现了开放性与封闭性的有机结合；产权式老年公寓养老能够实现公共性与私密性的有机结合。由于采用宿舍形式，使得老年人私密性方面有充分保障。而且由于相对集中居住，老年人能够参与社区为老年人组织的各种活动，公共性也有所保证；最后，产权式老年公寓能够提供专业的配套标准，即配有无障碍设施的住宅、医疗护理、文化娱乐、生活服务等适宜老年人需要的特殊室内设施、附属设施和室外环境空间等。

在国内，高端的产权式老年社区已经出现，但是还不多。和一般的养老院有所不同，这里所有入住的老人都是以户为单位，拥有一个自己的家，有自己专属的私密空间。与此同时，每个老人还配有一个管家，每间房间都装有应急按钮，只要拨通电话通知管家，就能在第一时间解决生活上的问题。另外，管家每周能帮助清理房间，每月清洗被褥，还有专业的护理人员进行身体检查。遍布整个社区的风雨回廊，让老年人闲庭信步的园中小路全部都加了遮风挡雨的屋檐。住宅楼内，所有的设施都为无障碍设施：防止老人滑倒的扶手环绕四壁，延伸到楼内的每个角落；轮椅可以自由出入。卧室和浴室两处意外高发地有红外线感应装置，既保证了老人的隐私，又便于值班人员监控老人的安全。

虽然这种类型的养老方式，在舒适性、便利性、安全度等方面，都已经相当完善，但准入门槛较高，限制了大部分老年人的选择可能。在上海亲和源，进入这个老年社区之前，需要根据房型和年数缴付数十万元不等的“入会费”，然后获得一张类似高尔夫俱乐部的会员卡，取得该老年公寓的使用权。这张昂贵的会员卡没有使用期限，可以自行转让和继承。此外,根据房间的大小,每年入住老人还要缴2万~5万元的年费,该笔年费主要用于支付房屋租赁使用和生活照料费用,不包括老人餐费和医疗费用。

日托服务式养老更方便

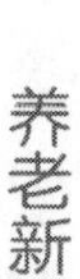

所谓"日托养老"的新型养老方式是在一些发达国家发展盛行起来的。"日托养老"是指"朝至夕归"式的养老,其功能和托儿所基本相同,被称为"老年人的幼儿园"。这种新的养老方式近年来在我国备受关注,并得到愈来愈多的老年人及家庭的认同。"老人日托所"作为一种新型的养老模式在各地社区应运而生。这种养老模式体现出公办养老机构的公益性,不仅减轻了家庭的负担,更缓解了老年人孤坐一室的心理寂寞,体现了老年人与社会的互动,增加了老年人的自信心,满足、回应了部分老年人的需求。这类开办在社区、设施不断完善的"托老所",实现了中国老人"白天入托养老,晚上回家团聚"的愿望,给老人寂寞的晚年生活带来了无尽的慰藉。在居家养老日托服务中心里,老人白天可以在专业人员的指导下,从事读书、娱乐等各种活动;与志愿者聊天解烦,排遣寂寞;向专业的医疗和法律人士咨询疑难,养生保健,化解矛盾;到了晚上,老人们回到各自家中与子女共享天伦之乐。对于生活不便的老人,还可以呆在家中,由专业护理人员或志愿者把生活照料、医疗保健、精神慰藉送上门。据上海市民政局消息,目前上海已有300多家"老人日托所",2012年又新建20家。

另外,还有一些设在城区交通便利地段的公办养老院也开办了"日托养老"服务,每周一至周五由子女和家人上班前把需要照顾的老人送到养老院,下班后再到养老院接老人回家。一些有条件的养老院还开通了老人班车，定点到社区接送老人上“托老所”。在养老院里，老人们不仅可以享受到专业的养老服务，还能感受到幼儿园式的养老生活。

适宜空巢老人的养老模式

“空巢老人”是指无子女等晚辈与其共处，独自居家生活的老人。包括独居老人、老夫妇和两代老人居住的家庭，也包括虽和子女同城而居、却得不到应有的照料和关怀的老人。从发展趋势来看，随着我国人口老龄化程度的加剧，“空巢老人”家庭将逐年递增，对传统的家庭养老方式提出了挑战。而且由于“空巢”家庭出现的时间早，老年人的寿命又延长，因此有些老人在“空巢”中要生活20年、30年，甚至更长的时间。家庭空巢化成为社会发展的必然趋势，这种现象在城市尤为严重。根据民政部的数据，目前我国城乡空巢家庭超过50%，部分大中城市达到70%。“出门一把锁，进门一盏灯”是空巢老人生活的真实写照，空巢老人存在着生活无法保障、日常无人照料、没有精神慰藉三方面问题。

近几年，各地在解决空巢老人的问题上进行了许多有益的尝试，政府、社会、社区、子女、老人“五心联动”，编织出一张关爱空巢老人的爱心网。具体做法是：

政府立主心。确立政府的主导地位，建立健全养老保险制度和医疗保险制度，加快了养老机构、养老服务设施和老年活动场所的建设，完善居家养老。

社会多关心。要鼓励社会力量参与发展养老服务业，积极推进社区居家养老服务，构建以居家养老为基础、社区服务为依托、机构养老为补充的养老服务体系，不断深化养老服务社会化。

社区献爱心。组建社区养老服务网络，建立关爱制度，落实关爱人员，探索关爱措施。推广空巢老人遇有困难时悬挂“黄丝巾”，拨打社区爱心求助电话的成功做法、安装紧急呼叫装置等。此外，关爱组织还可定期派出巡视人员巡访空巢老人的住所，掌握老人的所求所需等。

子女尽孝心。教育子女要常回家看看，与老人多沟通与交流，抚慰其孤独的心，避免父母家庭“空巢”综合征的发生。

老人树信心。空巢老人要摆脱传统观念的影响，逐步减轻对子女的心理依赖，把对子女的关注逐步转移到配偶身上，与配偶“执子之手，与子偕老”。同时，空巢老人也要面对现实，及时充实新的生活内容，培养起新的兴趣与爱好，建立起新的人际关系，调整生活方式，参与各种社会活动和公益性劳动等。可根据本人的健康状况，参加一些老年健身活动；也可根据自己的爱好和特长，参加老年大学、各种兴趣联谊会活动；还可与朋友走动走动，参加一些活动量不大的旅游活动等。一年之中，有计划地到儿女处住上一段时间，调节一下环境和心情。

空巢老人居家养老一定要主动加入社区养老服务网络，以便社区服务中心及时掌握了解老人的需求；另外，高龄或失能空巢老人应当考虑入住合适的养老机构，费用可考虑出租或出售房屋，也可由子女承担部分费用。

遗赠扶养能解愁

目前，老年人养老主要依靠家庭和社会两种形式。但是有些子女长期不在老人身边，老人往往得不到精神赡养，感情空虚。还有一些无子女的老人，虽然经济不困难，但也因为缺乏精神赡养而孤独。这些老人如果条件允许，通过签订遗赠扶养协议也不失为一种解决养老问题的好办法。

遗赠扶养协议是指，受扶养的公民和扶养人之间关于扶养人承担受扶养人的生养死葬的义务，受扶养人将财产遗赠给扶养人的协议。一般分为两类：一类是公民之间的遗赠扶养协议，扶养人一般是遗赠人的亲属、街坊邻居或其他亲朋好友等。《继承法》规定："公民可以与扶养人签订遗赠扶养协议。按照协议，扶养人承担该公民生养死葬的义务，享有受遗赠的权利。"另一类是公民与集体所有制组织之间的遗赠扶养协议。《继承法》第三十一条第二款规定："公民可以与集体所有制组织签订遗赠扶养协议。按照协议，集体所有制组织承担该公民生养死葬的义务，享有受遗赠的权利。"这里的遗赠人一般是缺乏劳动能力又缺乏生活来源的"五保户"老人，他们享有其所在集体所有制组织扶养的义务。

老年人与扶养人签订遗赠扶养协议，一定要通过合同形式确定双方的权利和义务，这样就为自己今后的养老在法律上提供了保障。办理遗赠扶养协议最好通过公证部门，这样有助于完善协议并增强协议的法律约束力，促进协议正确履行，预防纠纷，减少诉讼，保护双方的合法权益。办理遗赠扶养协议，可到双方当事人任意一方所在地的公证部门办理。

首先，需要当事人（遗赠人、扶养人）的身份证明（身份证、户口簿等）。扶养人是集体所有制组织的，应提交法人资格证明、法定代表人身份证明，代理人应提交授权委托书及身份证明。

其次，需要遗赠人所在单位人事部门出具的其家庭成员情况证明及与扶养人相互关系的证明。遗赠人无工作单位的，以上证明可由其所住地街道办事处或乡镇人民政府出具。

最后，老人扶养人所在单位人事部门出具的扶养人家庭成员、经济状况的证明及与遗赠人相互关系的证明。

另外，还需要遗赠财产的所有权凭证（如房屋产权证、存款单据、有价证券等）及财产清单以及遗赠扶养协议书草本。

办理遗赠扶养协议公证还应注意几个问题：

扶养人应是遗赠人的法定继承人以外的公民或集体组织；当事人的

意思表示要真实，协议条款要完备，双方的权利义务要明确；遗赠人处分的财产是否为个人所有，有无债务；扶养人已婚，或有成年子女的，要征求其配偶及成年子女的意见，并应与其配偶共同为一方，与遗赠人签订协议；协议如设立了担保条款，担保人的意思表示须真实，同时还应提供担保人的财产情况。

例如，某社区居委会与孤寡老人金某在天宁公证处签下天宁公证工作中首例《遗赠扶养协议》，内容包括：金某自愿将面积为 46.38 平方米的自有房屋及本人其他财产全部赠予社区，社区负责人照顾金某安度晚年，并承担全部后事。

据有关资料显示，遗赠抚养协议公证正被越来越多的公民接受。遗赠扶养协议是遗赠人和扶养人为明确相互间遗赠和扶养的权利义务关系所订立的协议。遗赠扶养协议公证可依法证明当事人签订遗赠扶养协议行为的真实性、合法性。《老年人权益保障法》第二十四条规定：鼓励公民或者组织与老年人签订抚养协议或者其他扶助协议。独身离退休老警官如果条件允许，通过签订遗赠抚养协议也不失为一种解决养老问题可选择的形式。

“四二一”家庭养老有妙招

所谓“四二一”家庭的概念，就是指一对夫妇赡养四位老人、生育一个子女的家庭结构。我国人口老龄化之所以呈现加速发展态势，一个重要原因是因为 30 年前国家开始实行计划生育政策后，少子化使家庭结构发生了根本变化，“四二一”家庭结构状况日趋增多，家庭养老功能日渐弱化，社会养老服务压力持续加重。今后 30 年，这些当年实行计划生育的年轻父母们，都逐渐步入花甲之年，进入老年期，将出现一对年轻夫妇供养四个父母辈,甚至还有祖父母辈的现象。因此,以独生子女家庭为主的养老问题将成为一个不容忽视的现实问题被严峻地摆到整个社会面前。“养老的重负,就如同一座大山死死地压在每个独生子女的身上。我们曾是最享福的孩子,但也将是最受苦的大人。等我们人到中年,父母渐老,我们将成为世界上活得最累的人。”网上一篇题为《独生子女的沉重未来》的帖子被广泛转载。专家认为,“四二一”家庭没有传统家庭结构中兄弟姐妹的帮助,没有足够的回旋余地,脆弱的家庭结构要承担起养老的重任,显得力不从心。甚至有专家指出,随着“80后”的父母逐步跨入60岁门槛,“80后”在成为房奴、车奴、孩奴的同时,很可能成为“养老奴”。近年来退休的老警官大多数都是响应国家计划生育政策的独生子女的父母,如何安排自己的养老生活才能尽量减轻子女的负担,是大家都需要认真思考的问题。60岁上下身体健康的时候,这个问题并不突出,多数人还能够帮助子女照顾孩子,分担家务。当进入七八十岁时,健康状况整体下降,特别是染上一些慢性病或重病后,就需要子女的照顾了,而这时候正值子女中年,事业和家庭负担最重的时候,往往难以分身。所以,独生子女的父母必须树立养老只能靠自己的观念。

首先,自己的身体健康是最重要的,一定要安排好退休后的日常生活,注意锻炼身体和定期上医院检查,不要将小病拖成大病,身体健康,不生病或少生病就是对子女最大的支持。同时,不要在身体好时把全部精力都放在帮助子女照顾孩子和分担家务上,更不能将自己的全部储蓄都投入子女购房或孙辈教育等方面,一旦年老失能,不能自理时,如果没有基本的养老储蓄,自己和子女都会处在捉襟见肘的境地。

其次,要根据“四二一”家庭的特点做好养老规划。四个老人既然都要依靠同一对小夫妻养老,又共享同一个孙辈的天伦之乐,制订养老规划时就应该共同商讨一个最适合这个“四二一”家庭的养老方式。比如,两亲家和子女共居一个城市,可以考虑子女买房时选择离双方父母家附近的小区,如果能够在一个小区就更方便了,两亲家居住距离较远时,可以考虑一家将房子调换到离子女和亲家较近的地方，这样既方便子女，又方便自己，两亲家还可以合理分工帮助子女照顾孩子和分担家务，同时安排好自己退休后的文化娱乐生活，做到劳逸结合，既为子女帮上忙，享受天伦之乐，又不放弃自己的爱好和朋友圈子。同时，两亲家四个老人也可以建立牢固的互助关系，遇到事情互相帮忙，身体好的可以多担当一些。年纪大了还可一起到社区养老服务中心日托，方便子女接送照顾。如果，两亲家和子女不在一个城市，可以协商好分别去看望子女的时间表，有计划地安排好自己在家乡的退休生活。等到年龄大了，可考虑卖掉家乡的房子，到子女所在城市养老，可选择和子女同住或住养老院和老年公寓，最好能和亲家住同一养老机构，这样不仅方便子女一并探望，减轻子女的负担，两亲家住同一养老机构也不会孤单寂寞，还有共同话题。

总之，“四二一”家庭养老需要两亲家和子女互相沟通协商，早作规划，找到最适合自己家庭的养老方式。

适度消费享受美好生活

为了提高养老质量，退休老警官要学会善待自己，不要把一辈子的储蓄都省给儿孙，一定要舍得给自己花钱，适度消费以实现自己的愿望，在自己的经济承受范围内享受美好的晚年生活。

1 旅游观光益身心

走出家门，饱览山河；走出国门，大开眼界。踏遍祖国的大好江山，领略世界各国风情，是许多离退休老警官的愿望。旅游不仅可以感受祖国山川形胜之壮丽，自然景色之秀美，传统文化之丰厚，先民创造之机巧;还可以了解外面的世界,对陶冶身心大有益处。中国工程院院士、军事医学科学院原院长秦伯益少将,从66岁开始独自旅游,历经10年游遍全中国,其中,世界遗产38个,世界地质公园20个,历史文化名城110个,国家重点风景名胜区187个,首批国家遗产30个,中国历代相传的"天下第一"20个,全部都游览了,创下了中国老年人独游的壮举,达成了自己的心愿。十年下来不仅心情舒畅,身体检查各项指标正常,还将十年漫游的经历整理出版了两本游记——《美兮九州景》和《壮哉中华魂》。离退休老警官有条件的也可以周游世界。"我们已经走了20多个国家,还将继续走下去!"网名"花甲背包客"的张广柱、王钟津,一个63岁,一个60岁,满头银丝的二老在退休后开始了徒步之旅。他们牵着手,像一对少年夫妻一样,自助游走看世界,享受着背包穷游走四方的快乐生活。他们曾花90天的时间,走了欧洲16个国家、70多个城镇;他们还曾用了100天左右时间游了美国、加拿大、墨西哥以及古巴等美洲四国;此外,他们还游历了尼泊尔等亚洲小国。他们写的《花甲背包客出国自助游攻略游记》已经出版,里面有很多老年人自助出国游可以借鉴的经验,而且此书中还阐述了他们的养老理念。

2 娱乐休闲乐悠悠

实践证明,娱乐休闲对老年人的身心健康大有益处。常听音乐,心旷神怡;引吭高歌,强身消愁;跳舞健身,娱情畅志;腰鼓秧歌,娱乐健身;棋牌消遣,健脑会友;放飞风筝,乐情怡性;野外垂钓,消遣娱乐。离退休老警官完全有时间,也有经济条件可以为自己和老伴及全家安排一些娱乐休闲活动,根据自己的爱好,欣赏一场音乐会或戏曲表演,观赏一场话剧或舞蹈,还可以听一场相声或二人转。可以经常到公园或社区广场扭扭秧歌跳跳舞,到社区棋牌室或茶馆消遣会友,还可以在天气适宜的时候放放风筝钓钓鱼。总之,适度的休闲娱乐活动不仅可以让自己的退休生活充实快乐，还对保持身体健康和延缓衰老大有益处。比如，放声歌唱不但可以增加面部肌肉运动，改善颈部、面部血液循环，还能增加人体的肺活量，减慢心肺功能衰退，被誉为“增氧健身法”。现代科学研究已证明，唱歌具有开发右脑潜力的功能。老年人若能常欣赏或演唱自己喜爱的歌曲，便可激发大脑右半球产生新的兴奋灶，从而使语言脑得到充分休整。更重要的是能够改善由于左右脑平衡失调所造成一侧半球长期抑制状态，使大脑皮质兴奋性增高，同时其传导和储存能力也相应地得以提高，使大脑两半球的优势得到充分配合和发挥。因此，老年人欣赏音乐和唱歌，可预防大脑机能衰老。

而中医认为，气为血帅，气有推动血液运行的作用。气行则血行，气滞则血滞。唱歌，正是声带以及体内各肌肉组织、各器官疏导协调的结果，最重要的是气的运动。唱歌还能使人的血液成分发生变化，有助于提高人体免疫力。唱歌愉悦心情，呼吸新鲜空气，有助于长寿，是很好的娱乐休闲方式。

所以，目前国际国内的不少组织和专家都在提倡和推行“娱乐养老”的生活方式，用娱乐的方式让老年人拥有健康的心态，让他们的生活变得充实快乐起来。

3 养生保健花钱值

随着生活水平的不断提高，老年人越来越重视养生保健，或子女孝敬或自己购买的保健品经常不断，或办个药浴足疗卡等定期做做保健，许多老人在这方面也舍得花钱。定期做一下足疗、药浴、按摩等保健或根据自己的身体需要增加一些保健营养品是必要的，但一定要适可而止，不要被社会上形形色色的养生保健宣传牵着鼻子走，既折腾自己和家人，还花了不少冤枉钱。如有一位 90 岁高龄的老人去世后，子女们在家中发现了成堆的没有吃完的各种保健品，还发现了寄存在保健品推销公司的十几万元的保健品寄存卡。原来，老人生前听过一个养生保健品宣传，就办会员卡（享受所谓优惠）订购了整个疗程的保健品，在养生保健品推销人员的忽悠下，老人一次又一次地享受着送货上门的热情服务，一次性订购若干疗程的保健品还有大幅度的折扣优惠，还提供免费寄存服务，以防保健品过期。就这样老人几年时间就将自己的大部分储蓄购买了一辈子也吃不完的营养保健品。

因此，老年人养生保健，不能“食洋不化”盲目照搬照套，也不能见异思迁、朝三暮四，而是要结合实际，学会辨别，学会取舍，吸取精华，化为我用。在实践中不断调整改进，形成适合自身的养生保健方法，进而让自身的疾病得到好转，让身心得到健康，如此，老年朋友才不被养生保健宣传所折腾，才能实现老年养生保健的最终目的。

4 发展爱好添乐趣

许多离退休老警官年轻时因工作性质很少有闲暇时间培养自己的兴趣爱好，退休后有了充裕的时间又一时想不清楚该干些什么事情，觉得这也想学，那也想玩，搞不清楚到底先学什么、干什么。实际上，我们生活中有许多有趣的事情可以去做，比如，饲养宠物，增添快乐；观赏鱼鸟，心情舒畅；栽花种草，神形兼备；挥毫泼墨，怡情养性；观赏绘画，身心健康；练习书法，陶冶情操；爱好收藏，休闲娱乐；收集邮品，益智延年；球类运动，脑体并用；云手太极，健身气功；散步健身，简便易行；跑步锻炼，强身健体，等等。发展这些爱好，有的不需要专业学习，如种花、养鱼、养鸟、养狗等，自己可以摸索着学习，也可以向周围的邻居请教一下就可以开始了。有的爱好需要一些基本的入门知识，如集邮、收藏之类，可以找一些这方面的书学习一下，也可以请教一下行家，还可以去听一下专家的讲座，边实践、边学习。有的爱好则需要一定的场地和培训学习才能开始实践，如书法、绘画、球类、水上运动等。实际上“文化养老”是各地老年工作中的重点发展方向，各地先后开办了老年大学和各类老年学习班为老年人提供学习的机会。如上海市建有社区老年活动室5824家，老年大学、老年学校近280所（个）及远程收视点3000多个；老年人体育、健身、文艺团队近2万个。如太原市老年大学开设书法、绘画、摄影、音乐、舞蹈、保健、烹调、电脑、服饰表演、英语、文学、乐器、诗词、瑜珈、剪纸15个专业，33门课程，让千余名老年学员掌握了多门文化知识和多种生活技能。多数单位、社区还开办各种为老人爱好服务的电脑、摄影、书画等培训班，并成立了书画、摄影、门球、乒乓球、武术、诗歌等协会。公安部离退休干部局为了满足离退休老警官的爱好需求，成立了老警官合唱团、舞蹈队、四方舞队、保龄球队、乒乓球队、门球队、竞技麻将队等，举办了书法、绘画等学习班，为老警官开展丰富多彩的业余文化生活提供了条件。对于离退休老警官来说，发展新的兴趣爱好本身就是一个学习的过程。对于老年人来说，学习是一种信仰，也是一种好感觉、好享受；是对肌体、心灵的最佳"充氧"、"充电"和"充值"；是知识投资和更新的需要，也是休息和娱乐的需要，可以有效延缓身体和大脑的衰老。目前，"文化养老"的理念已经渗透到老年人丰富多彩的社会活动之中。活到老，学到老，让所有的离退休老警官都快快乐乐地过好每一天！

养老规划早安排

养老规划早安排

身为一名离退休老警官，我们既然明白了“养儿防老”的传统养老观念已不适应我们面临的养老形势的道理，就应该树立起“养老只能靠自己”的新的养老观念。国家每个五年规划都会对养老工作作出规划，我们个人也应当制订适合自己实际情况的养老规划。一般来说，养老规划应当在未退休前就做安排，提前为养老做一些理财和储蓄计划。因此，退休老警官心中都应当有一本养老账。

安度晚年究竟需要多少钱

一般来说，养老花费是与人的寿命长短和身体好坏相关联的，寿命越长，需要的养老花费就相对要多一些；年龄越大，自理能力相对要差一些，护理费用的支出也要多一些；身体健康状况差的老人，支出的自负医疗费用相对也要多一些。因此，每个老人需要的养老费用是有差别的，如果按照60岁退休，活到80岁计算的话，需要20年的养老费用，一般女性退休年龄要早5年，寿命要比男性长几年，大约需要25～30年的养老费用。

1 基本生活费不能省

按照20年养老费用计算:以参照现实的物价,吃饭一项一个人1天按15元计算的话,就需要至少11万元,如果加上吃少量水果和逢年过节改善伙食的实际支出,20年至少还需要5万元;老年人穿衣服可以节约一些,如果身材没有太大的变化,退休前的衣服还可以接着穿,如果发胖了就只得重新购买和制作应季服装,穿戴等20年最少需要2万元;出行的市内交通费,目前享受65~70岁以上老年人优惠待遇的城市,可以免费乘坐公共汽车,但地铁和出租车不免费,高龄和行动不便的老人一般出行只能选择出租车,每年最低按照1000元计算的话20年最少需要2万元;一般离退休警官都有自己的住房,不需要缴房租,但需要缴物业费,还有一部分人退休后还要继续还房贷(公积金贷款规定65岁以前须还完)。还要缴纳电费、水费、煤气费等。北方要缴纳暖气费、南方夏天空调用电等,每年按2000~3000元计算,20年需要4万~6万元;如果年纪大了,需要请人帮助料理家务,按照北京目前的小时工价格,每天3小时需要60元,1个月1800元,1年21600元,10年就是21.6万元;如果需要用住家保姆,照顾失能老人,1月在2400~3000元,10年就需要28万~36万元。

如果按月支出算总账的话,基本生活费和医疗保健支出按退休时人均月消费1500元的最基本费用计算,考虑通货膨胀4%,这样,到80岁的时候,基本生活费加医疗将达到每月4000元。

2 自付医疗费要预留

离退休老警官做养老金支出计划时一定要把自付医疗费计算在内,虽然公费医疗或医保的自付医疗费比例与退休前没有大的差别,但随着年龄的增长,患需要长期服药的慢性病或重病的情况经常发生,一般情况下丙类药品全自付，甲、乙类药品需要自付10% ~20%；检查、治疗费超过200元的丙类项目全自费；手术或治疗费用中超过500元的医用材料需要自付30%，如高于报销限额部分的自费，如心脏搭桥手术自费约上万元，而器官移植手术自付费用更高，主要用于器官源费用和排异药物，最高可达数十万元。肿瘤患者的一些治疗及药物的自费项目也不少。另外，住院床位费也有限制，高于限额部分的自费。还有一些老年人身体功能衰退后常见的支出项目，如换假牙（普通义齿几百元至几千元不等，全口牙几千元至上万元，种植牙一颗要7000 ~15000元）、装助听器（3000 ~5000元）、购置助行器（300 ~2000元，具有康复功能的助行器则5000元左右）等费用都是自费项目。轮椅：普通1000元左右，功能轮椅2000 ~5000元，电动轮椅5000 ~10000元，高档的要几万元。一般情况下，在每个月的支出计划中应当将日常看病需要自费的医药费纳入其中，根据身体状况大约在100 ~500元之间；在养老储蓄中最少应当有10万 ~20万元的大病储蓄金，如果身体状况相对差的老人就要相应地多储蓄一些。

3 旅游娱乐消费要计划

养老花费除基本生活和医疗费的开销外，随着生活水平的提高，经济条件许可的养老家庭，需要对旅游和娱乐消费做个计划。一般情况下，近郊游览和低档娱乐消费，费用有限，放在日常生活月计划中即可，不超过月支出的10%，也可在当月支出有节余时适情安排。但赴境内著名旅游景点和境外旅游花费较大，包括城市间交通费、食宿费、门票费、导游费、保险费等支出，费用根据旅途距离和时间的长短不等，一般境内旅游基本费用一次在几百元至几千元不等；境外旅游在几千元到几万元不等，如我国港澳台地区、日韩、东南亚等近途旅游一般约在3千 ~1万元；澳洲、欧洲、美洲、非洲等远途旅游则在1万 ~3万元。而一般的体育娱乐活动的会员年卡、计次卡等都在千元以上，甚至超过万元。此类消费支出则需要在年度或五年、十年计划中安排，提前作出储蓄或理财计划。经济条件许可的可每年安排一次或数次旅游或数年安排一次旅游，其中经济条件好的可以在身体和精力允许的五至十年计划中安排几次境外旅游；经济条件差一些的，以选择花费较少的短途旅游路线为主，也可根据自己和家人的愿望在五至十年中选择最向往的一个境内或境外的远途景点为目的地。总之，旅游娱乐消费一定要根据自己的经济实力作出计划，是在保证自己养老生活基本需求的基础上丰富老年生活的选择，不必因与他人攀比而造成自己的经济负担。

如何规划养老计划

面对退休后至少二三十年以上的晚年生活，离退休老警官有必要对自己的养老生活做一个规划，根据自己的家庭条件、养老环境和个人爱好、身体状况等做一个适宜自己的养老规划。

1 明确自己的晚年生活期望

每一个退休老警官制订养老规划时一定要对自己的晚年生活有一个明确的想法，是期望和子女孙辈共同生活呢？还是更喜欢老两口自己单独生活？是想在自己多年生活的机关宿舍或社区居家养老呢？还是入住养老院或老年公寓等养老机构呢？退休后有哪些自己最想实现的心愿或最想做的事情？总之，退休是人生路上新生活的开始，老年生活也是每个人在这个世界上要走的最后一段路程，正像歌中所唱“人生最美夕阳红”，如何让自己的晚年活得精彩，让自己的老年生活幸福，在制订养老规划时一定要有一个明确的想法。

2 摸清自己的养老家底

离退休老警官在制订养老规划时，一定要对自己养老的经济实力做一个全面的盘点和估算。离退休老警官享受公务员待遇，离退休后可以按照职级领取固定的退休金和生活补贴，比起当地的社会保险养老金的平均水平要高，应该说，在经济条件上具备了普通养老生活的基本保障。但是，如果老伴是农村新农合保险或社会保险提供养老金的话，家庭养老金的平均收入水平就会低一些；同时，如果要承担父母养老义务或病残子女生活费用的家庭，要将这部分支出列出后，剩余的才是可以用于自己养老的实际费用。可用于养老费用的还有家庭多年来的银行存款、购买的国债、基金、股票等，还有自己可出租或出售的房产等。如果老伴或子女属于高收入阶层，家庭可用于养老的费用则更富裕。总之，摸清自己的家底，做到心中有数，制订养老规划时才能做到符合自己的经济条件。

3 选择适合自己的养老方式

离退休老警官要根据自己的养老愿望和经济实力选择适合自己的养老方式。

公安部离退休干部局曾对离退休干部的养老意愿作过一个摸底调查：公安部部机关现有离退休干部 1130 人（不包括现役局和直属单位），目前自己找社会养老机构的老同志仅 6 人，其中离休 3 人、退休 3 人，最大年龄 88 岁，最小年龄 67 岁。目前有选择机构养老意向的约 130 人，绝大多数老同志选择居家养老的方式。多数是同子女一起居住，个别的靠雇请保姆照顾生活。目前影响老同志养老方式选择的主要因素：一是故土难离。不愿离开居住多年的老房子、老地方，不愿意改变生活方式和居住环境。见不到多年相处的老邻居、老战友、老同事有孤独感。二是对目前的养老机构缺乏了解,对机构养老的生活方式感到陌生和不适应。三是目前养老机构收费标准普遍较高,仅有退休费那点收入,许多老同志自身经济条件难以承担。老同志在机构养老的选择上,主要考虑的因素是:是否为公办的公益性养老机构,其规模、环境和距离原住地的远近,特别是收费价格是否合理、是否能够负担得起。据了解,年龄越高的老人越倾向于居家养老,健康自评较差的老人更倾向于居家养老,反之亦然。而受教育程度越高越倾向于机构养老,与男性老人相比,女性老人比较倾向于机构养老。

总之,公安部机关离退休老同志养老方式选择,也反映出全国离退休老警官的养老方式选择的基本情况,就是依托原单位和组织管理及所在社区提供服务的居家养老为首选,在经济条件比较好、受教育程度比较高的群体中,机构养老也在考虑范围之内。

4 养老金缺口如何补

在制订养老规划时,已经摸清的养老家底与自己所期望的养老生活水平有差距的话,就需要制订一个开源节流的计划,以保证养老规划能够接近自己期望的养老生活水平。一是要在老年初期、身体状况比较好、花费较少的时候,有计划地从每月的养老金中留出大约 1/3 的额度作为定期储蓄。一方面为年度计划中的旅游娱乐等开支较大的项目作储备;另一方面为进入高龄老年期后增加的各种花费作长期储备。二是可以根据自己经济实力,在理财专家指导下,将短期内不需要动用的资金做一些理财投资项目,如购买国债、保本基金或理财保险等,让自己的储蓄保值并产生更多的经济效益。

5 控制好收入与开销

每一个离退休老警官都应当清楚地认识到，要保障晚年生活能够按照自己评估制订的养老规划正常执行，在日常生活中一定要把握住收入与开销这两道关。一是要理清楚自己的当月收入，每个养老家庭的月收入除了包括每月固定的退休金或养老金收入外，还应当包括政府向高龄老人发放的现金或代金券（如北京市政府每月向80岁以上的老人发放100元老年券），当月报销回来的日常垫支的医药费（如果此笔医药费已计入支出项目），当月在银行转存定期存款时取出的利息，逢年过节单位或政府向老年人发放的慰问金，子女孙辈在过节或祝寿时孝敬的现金等，要养成将日常收入和额外收入都做到自己的收入计划中的好习惯，并将额外收入再做一笔储蓄计划。二是切忌随意变更支出计划，增加开销项目。每一个养老家庭都应当对自己的年度和每月的日常支出做个计划，以便最大限度地控制日常消费的随意性，一定要杜绝不必要的计划外消费。特别是碰到商场打折处理自己并不需要的商品时，一定不要盲目地跟风购买，打折的商品一般都是快到保质期的产品，如果囤积在家里用不上，过期后就不能用了，日用品只是效果差一些，但食品过期后则对身体有危害。

6 三大类典型人群养老规划

每一个离退休老警官的家庭情况和养老环境都不相同，有各自的特点和实际情况。但在制订养老规划时，同一种类型的养老家庭还是有不少共性的，大家可以互相借鉴和参考。

（1）三代之家老人不寂寞

根据我国居家养老的实际状况和中国人的传统观念，老人都希望能够和子女孙辈居住在一起，欢聚一堂享受天伦之乐。研究资料也显示，老人与孙辈在一起生活,的确对身心健康大有益处,也能够帮助子女解决一些家务负担,遇到老人身体不适时也可以及时得到子女的照顾,特别是祖孙三代相处和谐的家庭,更能显示出三代之家的养老优势。

有一位内地省会城市的退休老警官,有三个子女,一直住在单位分的一套三室一厅的单元房中。老大老二结婚时赶上单位分工房的政策,有条件组成小家庭独立生活。小儿子大学毕业时赶上自主就业,聘用单位明确表示不解决住房问题,由于单位的经济效益不是很好,结婚时也无力购买商品房,只能与父母同住。当老两口先后退休后,正赶上小儿媳生孩子,老两口刚退休身体都很好,帮助伺候月子、照顾孩子,每天乐此不疲。以前老大老二生孩子时因为工作忙,都是亲家帮忙,自己只有周末时才能抽出时间去看看孙子。现在退休了,每天都可以和小孙子在一起,看着小孙子一天天长大,学会走路说话,接送孙子上幼儿园、上小学,听着孙子叫爷爷奶奶,心里别提有多甜了;看着孙子在学校里学到新的知识,取得优异的成绩,嘴都笑得合不拢;到学校放假时,老大老二的孩子也都会过来和爷爷奶奶一起住一段日子,跟孩子们在一起,真是心情愉快。白天孙子上学后,老两口就去参加小区组织的老年文体活动,晚上儿孙们下班放学回来后全家人一起吃晚饭,饭后一起出去散步聊天,听年轻人说一些单位、学校和社会上的新鲜事,也长了不少见识,特别是孙辈们教会爷爷奶奶上网后,老两口自己在家时一点儿也不感到寂寞,不出门便知天下事。有一次全家人计划周末外出踏青,老两口上网查看下载了周边风景区的景点分布和路线、天气等信息,令儿孙们刮目相看。

几个子女对老人都很孝敬,老大一家在父母刚退休时利用暑期休假带老人去西藏旅游,使老人多年的愿望得以实现;二女儿是外语老师,女婿在外企上班,各方面条件比较好,在外孙女考上高中那一年,全家人带上父母去欧洲旅游了20天,让老人大开了眼界;老两口每年春秋都参加单位或社区组织的短途旅游,还随着单位同事组织的自助游去过云南、广西、海南等地，并且自己参团去过港澳游、台湾游和新马泰游，每次时间都不长，一般不超过一周，刚感到有些疲劳时就回到家了，休息两天就完全恢复了。退休十几年来，老两口身体一直不错，没有得什么大病，偶有不适，小儿子两口子就立即陪着上医院看病检查取药，照顾得非常周到。有一次老伴因感冒引发肺部感染住院10天，三个子女和媳妇、女婿都轮流在医院值班照顾，大孙子、外孙女周末还帮着到医院送饭，在亲情的关怀下，老伴很快就康复出院了。老两口现在就要步入高龄老人的行列了，他们退休时就作了规划，每月都从退休金中存一笔定期储蓄，当月支出都做计划，包括给孙辈们买零食、发零花钱和压岁钱也都按计划执行，逢年过节和过生日时子女们给的现金也都存起来，他们每年还给和自己一起生活的小孙子投上2000元的教育基金保险，打算供孙子上大学时使用。由于按照支出计划消费，结余的退休金都存了定期储蓄，还买了一部分国债。他们现在有了一定的养老经济基础，打算80岁以后做家务感到力不从心时，雇个小时工帮忙，自己好有精力参加一些文体活动，在家看看书、上上网，身体好了自然少给子女找麻烦。他们的想法是和小儿子一家一直住在一起，也跟其他子女讲明白将来自己住的这一套房子就由小儿子继承，老大老二都表示没有意见，老两口打算就此立个遗嘱。最近，得知大孙媳妇已经怀孕的喜讯，老两口别提多高兴了，四世同堂的晚年生活将更精彩！

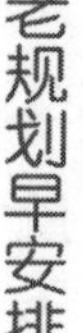

(2)独身老人不孤独

在离退休老警官队伍中，有一小部分同志因为各种原因，或终生未婚，或丧偶离异又没有子女，身为独身老人如何安排好自己的晚年生活呢？

公安部离休干部江明同志，是位受人尊敬的老同志，抗战时参加过远征军，参加革命后一直从事秘密工作，终生未婚，也没有子女及近亲属，退休后独身生活。因为是离休干部，又没有家庭负担，经济上没有问题，一直住在机关分配的住房里居家养老，每天在家读书看报写字，有时到社区参加一些文娱活动。进入高龄期后，他所在的离退休干部党支部非常关心他，经常上门看望并提供帮助，老干部局和所在活动站的同志不仅经常提供上门服务，还帮助请人照料江老的日常生活，逢年过节时还到家里陪同江老一起过年。江老在他90岁的时候就作出了捐献遗体、供科学研究的决定，并办理了有关手续。2011年年底，93岁的江老不幸因病去世。组织上为他组织了隆重的遗体告别仪式，他所在支部的书记、支委和老干部局经常照顾他的同志们作为他的亲属代表站在家属席上，部里的有关领导及同事和离退休老同志们冒着严寒前去送别，场面非常感人，大家都说独身老人江老走得一点也不孤独。

老张是北方某县级公安机关的退休老警官，多年前因工作性质经常出现场，不能照顾家庭，柔弱的妻子无法忍受孤寂和劳累，带着年幼的女儿离开了他，回到了娘家所在的省城，后来又与他人组建了家庭，而老张则一直没有再婚。退休后一直住在县城单位分的宿舍中，虽然邻居多为原来的同事，平时见面也可以聊天，但人家都是儿孙满堂，回到家后欢声笑语，自己则是“出门一把锁，回家一盏灯”，与上班时紧张忙碌的生活相比，感到非常冷清，偶尔才能够接到女儿打来的问候电话。于是，他在清明节回邻县农村给爹娘扫墓时就留在哥哥家里过了一个夏天。

哥哥长他5岁，小学毕业后一直在家乡务农。父母则供他到县城上中学，后来他考上了省城的警校，毕业后分到离家乡不远的邻县公安局工作。因为工作忙不能经常回家探望爹娘，他只能捎些钱给家里，多年来一直是哥嫂在家侍奉爹娘，养老送终。几年前嫂子病故，大哥的女儿早已出嫁，儿子媳妇到南方打工多年，孙子在县城上高中，放假时才回来。哥哥平时只能与家禽为伴，每天干完地里的活儿后，回家喂鸡、喂猪、喂狗时和它们说说话，晚上一个人看看电视，是名副其实的农村空巢家庭。这个夏天，弟弟从城里回来，老哥俩一起到地里干活儿，一块儿在家里做饭干家务，有聊不完的家常话。晚上屋子里不时传出哥俩爽朗的笑声，哥哥脸上的皱纹都变浅了。天冷后，地里的活儿也告一段落，农村房屋周边空旷，家里也显得冷清，特别是哥哥的老慢支又犯了，经常咳嗽。为此，老张邀请哥哥到城里自己家里过冬，也方便到医院看病。于是哥哥把家托付给邻居照料，带着自产的农副产品随弟弟回到城里的家。老张带哥哥到医院检查治疗，再加上城里冬天屋里有暖气，做饭是煤气，屋子里没有柴草和煤炭燃烧后的烟薰，哥哥的老慢支明显见好，晚上睡觉时基本不咳嗽了。有鉴于此，老张心中已经有了自己的养老规划，他决定每年春夏秋三个季节随哥哥到农村生活，到地里劳作，吃自产的新鲜蔬菜、玉米、鸡蛋、鸡肉和河里抓的活鱼，不仅空气好，夏季还凉爽。冬天让哥哥随自己到城里生活，屋子里要比农村暖和，有益于哥哥的身体健康。这样不仅哥俩都不孤单，还比较经济，在农村生活 8 个月，除需要交电费和购买必需日用品外，其余都是自给自足，最多需要花费老张 1 个月的退休金。这样可以将省下的 7 个月的退休金储蓄起来备用；在城里生活的 4 个月，老张每月的养老金也足够哥俩的日常生活和看病的支出。老张按照自己的养老规划过了几年的快乐生活。其间，哥哥的孙子考上了省城的一所大学，老张用省下的退休金带哥哥去省城旅游，顺便还看望了哥哥的孙子和自己的女儿；老张还在冬季带哥哥去南方旅游了一圈，顺便到侄子一家打工的城市看了一下他们生活的状况，哥哥心里也踏实了不少，表示尊重儿子的选择。

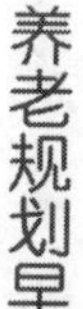

几年后的一个夏季，哥哥的女儿哭着回到了娘家。原来，外出打工多年的丈夫与她离了婚，并在外面又成了家，公公婆婆觉得没有理由再让儿媳妇留在身边侍奉自己，劝儿媳妇回娘家侍奉自己的老爹。侄女回来后，每天给他们做可口的饭菜，把家里收拾得井井有条，衣服洗缝得干净整齐，家里有个女儿日子过得就更舒心了。老哥俩也劝说女儿再成个家，但女儿表示已经 40 多岁了，不想再折腾了，孩子也大了不需要自己操心，决心在娘家侍奉老爹。看到这种情况，老张心里又有了新的打算，他跟哥哥和自己的女儿商量后，决定和侄女签订一份遗赠养老协议，每年冬季侄女随他们老哥俩一起到城里生活，自己进入高龄后由侄女照顾自己的生活，为自己养老送终，自己在县城的这套三室一厅的单元房和其他遗产由侄女继承，以保障侄女的晚年生活。现在，有侄女帮助料理家务，老张有充裕的时间到县老年大学学习书法和拉二胡，在家时和哥哥一起下棋喝茶聊天，一家三口生活得和谐幸福。大家都说，老张这个独身老警官再也不孤独了。

(3)空巢老人有依托

在离退休老警官队伍中，相当一部分同志子女不在身边，属于空巢家庭，特别是近年来退休的老警官们多是独生子女的父母，子女有的因在外地上学和工作，有的远渡重洋在海外读书就业，退休后只有老伴在身边。据民政部提供的信息，我国城乡现在的空巢家庭已超过50%，一些大城市已超过70%。所以，属于空巢家庭的离退休老警官是一个较大的群体，应当根据自己家庭的实际情况，把晚年生活安排得丰富多彩。

顾大姐是沿海一个大城市的退休警官，她丈夫也是一位公务员，比她晚退休几年，独生女儿大学毕业后到美国读研究生，毕业后在美国找到一份不错的工作。退休时，家里只有自己一个人，感到不适应，当单位提出返聘她这个外语人才时她很高兴地答应了。丈夫退休时，女儿已经在美国结婚了，女婿也是中国留学生，独生子女，亲家两口子都是北方一所大学的教师。女儿怀孕后，顾大姐和丈夫申请去美国探亲，女儿分娩时，亲家两口子也到美国探亲。这期间，四位老人根据家庭实际情况和子女一起商讨了晚年生活安排，因为美国法律规定不得将未成年人独自留在家中，所以孙子在上中学以前家中需要经常有人照顾，而在美国雇人照顾孩子的费用非常高，因此，大家商定两亲家轮流到美国帮子女照顾孩子，享受天伦之乐，每次半年。女儿生活的城市气候比较好，冬暖夏凉，所以顾大姐家在南方，选择夏季天热时赴美，亲家在北方，选择冬季天冷时赴美。在美国这半年的生活费都是由子女承担，机票也多由子女订购，因此，这半年的退休金基本都作为储蓄备用，在国内的半年时间里，顾大姐夫妻的退休金，一半储蓄起来，一半用于日常生活和给年迈父母的养老补贴，还为孙子买了不少衣服和玩具，打算赴美时带过去。几年后，女儿再次分娩有了第二个孩子，所以顾大姐和亲家继续过着候鸟式的养老生活，还利用假期子女有空儿时到美国各地旅游，还去了邻近的加拿大、墨西哥等地。在国内期间，除了父母生病时和兄弟姐妹一起轮班陪护外，参加了单位老干部合唱团，上老年大学学习绘画和手工制作；和丈夫一起到国内著名景点旅游，参加同学同事聚会，生活得丰富多彩。顾大姐计划75岁后，就不再每年上美国了，进入高龄后，让子女和孙辈回国来探亲。如果干家务感到力不从心了，就用这十几年的积蓄聘请家政服务人员上门服务，或者选择一所条件较好的养老机构，和丈夫一同入住。现在每天都可以上网和远在美国的子女孙辈视频，因此，空巢家庭一点也不感到空虚孤单。

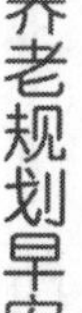

老王和妻子都是某边疆自治区的退休警官，住在公安厅的宿舍里，儿子大学毕业后到沿海城市去发展。夫妻先后退休后，曾回内地老王父母家探亲住过一段时间，也到儿子工作的城市去看望过儿子一家，因为亲家在当地可以帮助照顾孙子，老王夫妻也没有什么可牵挂的。因为妻子是边疆当地人，更适应家乡的气候和生活环境，再加上又是当地老警官合唱团的主力，每周都要参加活动，所以老王夫妻选择在边疆居家养老。虽然子女不在身边，但和熟悉的老同事、老邻居们在一起一点儿也不感到寂寞。特别是这几年社区居委会推广开展互助养老模式，动员低龄老人义务帮助有困难的高龄老人，为高龄老人提供的服务时间将被储蓄起来，等低龄老人步入高龄期后，需要帮助时就可以享受其他低龄老人提供的义务服务了。老王夫妻积极报名参加互助养老活动，主动与同一栋宿舍楼的高龄空巢家庭结为互助对象。这位老同志住在自己的楼下，曾经是老王妻子的处室领导，相识多年，现在老两口已80岁高龄，老伴身体不太好，做家务比较吃力，但又不愿意请陌生的家政服务人员上门服务。因此，老王夫妻每天去农贸市场买菜或去超市购物时，就将楼下老两口需要的菜和东西一并买回来，每天老王夫妻还帮助老两口做一顿午饭，并定期帮助做一下大扫除。老同志生病时，老王夫妻陪同上医院检查治疗，平时帮助到医院取药，到单位报销，社区还免费为老同志家里安装了报警器，老同志家中遇到紧急情况时居委会和老王家里都能听到，老王家还有老同志家的备用钥匙，紧急情况时就可以及时入户处理。逢年过节时，如果老同志的子女孙辈没有回来，两家四个空巢老人就一起过节吃年夜饭，还可以凑一桌麻将，大家都不孤单。因此，老王夫妻每天的退休生活过得既充实又有意义，也抵消了子女不在身边的精神孤寂。最近，听说当地政府计划为在边疆养老的内地支边干部筹建老年公寓，老王心里就更踏实了，他相信自己的晚年生活一定会很幸福的。

7 不同年龄段的养老规划重心有别

我国民间常以"年过半百"为进入老年，并习惯以六十花甲、七十古稀、八十为耋、九十为耄代表老年不同的时期。中华医学会老年医学学会于1982年建议，我国以60岁以上为老年人；老年分期按45～59岁为老年前期（中老年人），60～89岁老年期（老年人），90岁以上为长寿期（长寿老人）。在国际上，发达国家将65岁以上人群定义为老年人，而在发展中国家（特别是亚太地区）则将60岁以上人群定义为老年人。1982年联合国老龄问题世界大会上正式提出以60岁为老年期的开始年龄。实际上，老年期是生命周期中的最后一个阶段，还可以再划分为不同阶段。世界卫生组织根据现代人生理心理结构上的变化，提出了新的年龄划分标准：44岁以下人群为青年人；45～59岁的人群为中年人；60～74岁的人群称为年轻老年人（老年前期或准老年期）；75岁以上的人群称为老年人；90岁以上的人群称为长寿老人。这5个年龄段的划分，把人的衰老期推迟了10年，对人们的心理健康和抗衰老意志将产生积极影响。这一标准有一定权威性，将逐步取代各国的不同划分方法。这个标准既考虑到发达国家，又考虑到发展中国家；既考虑了人类平均预期寿命不断延长的发展趋势,又考虑到人类健康水平日益提高的必然结果。实际上,在我国老年政策的执行中也存在不同的划分标准。近年来,我国各地也相继出台了一些优待老年人的政策,比如老年人凭老年证免费乘坐市内公共汽车、进公园或旅游景点等,但办理老年证的年龄规定就有差异,多数地方规定办理老年证的年龄为 65 岁,有的地方为 70 岁,个别地方为 60 岁;享受高龄补贴的年龄也不一致,多数地方为 80 岁以上,少数地方为 85 岁或 75 岁以上。我国警察属于公务员系列,一般情况下退休年龄为男 60 岁女 55 岁。就是说,退休 5 ~ 10 年后才能办理老年证,正式步入老年人的行列。因此,离退休老警官在制订养老规划时一定要结合自己的实际情况,在不同年龄段各有侧重。

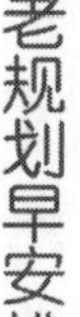

(1)60 岁活力不减,工作娱乐两不误

一般情况下 55 ~ 60 岁退休时,大多数人的身体状况都比较好,在警力相对紧张的地方和单位,许多离退休老警官会被原单位返聘,继续工作一段时间。如公安部机关离退休老干部潘嘉钊、钟敏、侯俊华、李慕贞被办公厅返聘组成编辑组(被称为“四老太”班子),在 9 年多的时间里先后参与撰写、编辑、开发、整理、注释并已印发出版的资料和书籍有:《建国初期的镇压反革命运动史略》、《论新中国的政法工作》(彭真)、《邓小平论坚持人民民主专政》、《罗瑞卿论人民公安工作》、《毛泽东论肃反和公安保卫工作》、《罗瑞卿关于公安队伍建设若干论述》;《周佛海狱中日记》、《在蒋介石身边八年——侍从室高级幕僚唐纵日记》、《沈醉日记》、《血手染红岩——徐远举罪行实录》、《蒋介石特工密档及其他》、《蒋介石警察密档》、《康泽与蒋介石父子》、《戴笠、梅尔斯与中美合作所》等,她们的工作成果得到了公安部领导和同志们的充分肯定。公安部首席特邀刑侦专家乌国庆同志,退休后一直没有离开刑侦工作一线,作为专家奔波在全国重大刑事案件的破案现场,以老带新,指导破案,再立新功,被誉为“中国当代的福尔摩斯”,先后荣获“全国民族团结进步模范”、“全国离退休干部先进个人”、全国第四届“我最喜爱的人民警察”终身成就奖等光荣称号。不少离退休老同志还作为志愿者上街维护交通秩序,到中小学校和幼儿园维护校园治安,宣讲安全知识等。如2011年上海世博会期间,公安系统退休民警志愿者重新穿上警服,为世博会保驾护航,处理纠纷6000余起,查缴各种伪证5000余件、管制刀具等危险品1万多件。

同时,不少父母健在的离退休老警官,上班时没有更多的时间和精力为父母尽孝,退休后计划陪在父母身边弥补工作忙时的遗憾,被称为年青老人为高龄老人尽孝或先为国家尽忠后为父母尽孝。如原公安部边防局局长朱家华退休后返回家乡江苏吴江同里农村,陪伴在父母身边尽孝,先后在老父亲86岁和90岁高龄时陪伴老人到深圳、香港和珠海、澳门旅游,让辛劳一生的老父亲有机会走出家乡,看到了外面的精彩世界。对于有旅游爱好的离退休老警官来说,在70岁以前体力和精力相对旺盛时,做一个切合实际的旅游计划,或陪同健在的父母出游,或与老伴同游,或与老同事、老同学、老朋友、老邻居一同出游,也可以独自出游。还有不少老警官退休后忙着给子女带孩子,享受天伦之乐;还有的忙着培养各种爱好,生活过得很充实。总之,70岁以前是退休生活的第一阶段,一定要计划好在自己身体比较健康、精力比较旺盛时先做哪些事情,后做哪些事情。

(2)70岁老当益壮,健身学习乐悠悠

随着生活水平和医疗科技水平的提高,我国已进入老龄化社会,人们的寿命普遍提高,"人生七十古来稀"已成为历史。但是,70岁以后已进入老年期,比起老年前期体力和精力有所下降,我们应当将精力逐渐地从工作和帮助子女照顾孩子这些比较费神的事情上转移开来,抓紧时间活出自我。首先,要制订一个健身计划,春夏秋冬做哪些适合自己的运动。身体是养老的本钱,只有身体好了,老年生活才能过得有质量,一定要清楚地认识到,到了一定年龄,只要身体好,少生病,就是对家庭和国家作贡献。正如在离退休老同志中流行的一句顺口溜:"自己少受罪,儿女少受累，节省医药费，造福全社会”。其次，要制订一个学习和读书计划，根据自己的爱好和年青时的基础，选择适合自己的学习科目，或上老年大学系统学习，或参加单位和社区组织的课程班，或积极参加居住小区日常开展的文娱活动，学习演奏一样乐器，学唱几首新歌，增强自己的记忆。老年朋友坚持学习和参加集体活动的好处很多，能够启迪心智，强身健体；抚慰心灵，梳理情思；提高素养，升华人格；砥砺创新，老而弥坚；深掘潜能，大器晚成；聚集群体，激荡活力；交流情感，增进友谊；营造和谐，促进稳定。如曾任上海市公安局局长、政法委书记、上海市副市长、人大常委会副主任等领导职务的老公安王鉴同志，1988 年离休以后，将赋闲的时光几乎都用来练习京胡，经过 20 多年不懈地钻研，熟练地掌握了京胡的演奏技巧，能得心应手地演奏许多京剧曲目。2010 年 12 月 1 日在上海春秋京剧票友社为他举行的专场演出中，时年 94 岁的老人兴致勃勃地为上海京剧表演艺术家、国家一级演员李炳淑、李蔷华和京剧票友们操琴，赢得满场喝彩。公安部原副部长蒋先进退休几年后开始学习吹萨克斯，不仅丰富了自己的退休生活，而且锻炼了心肺功能，在 2012 年 4 月公安部离退休干部春游活动现场，78 岁的蒋先进同志表演了萨克斯独奏，赢得了在场老同志的喝彩。总之，这个阶段是进入老年期的黄金阶段，离退休老警官们应当为自己和老伴作出丰富多彩的老年生活安排。

(3)80 岁淡泊至远，疗养修身大自在

过了 80 岁就意味着已经步入高龄阶段，不仅可以享受到政府对高龄老人的种种优惠政策，还得到了社会和家庭更多的照顾。年龄大了，就更要珍惜自己的身体健康，要把主要精力转移到修身养性方面。老年人应当不怕老，但不能不服老，要坦然对待成为高龄老人的现实。进入高龄阶段，大多数老人的头脑和肢体活动都不如以前灵敏了，这时候就要逐渐减少外出旅行、登山旅游、竞技体育、舞蹈表演等耗费体力和精力的活动计划，要多安排一些力所能及的锻炼项目，如步行、气功、太极拳、五禽戏、柔力球、保健操等；多参加一些比较轻松自由的娱乐活动，如听听音乐唱唱歌、玩玩乐器敲敲鼓、跳跳健身舞、玩玩麻将打打牌、看看电视上上网等；特别要注意劳逸结合，感到累了就不到外面去活动，在家里看书、写字、画画，静坐瞑想等。如公安部离休老干部封崭是红军时期参加革命的老同志，虽然年纪大了，但经常参加支部组织的学习，特别是一直坚持参加居住地活动站组织的每周一次的合唱活动，精神愉悦，身体健康，年逾九十仍底气十足，在活动站建党九十周年的纪念活动中身穿红军装高唱革命歌曲，成为高龄老人的榜样。这个阶段就不要勉强自己去做那些难以坚持、打破自己生活规律的事情，比如花钱上各种兴趣班、俱乐部参加定时活动等。要认识到，进入高龄阶段生活规律很重要，如果家务劳动已力不从心了，就应该让子女们多承担一些，也要逐步适应请小时工或住家保姆来帮忙，让自己有更多的时间锻炼身体、开心娱乐、读书看报，做自己喜欢的事情。总之，离退休老警官在步入高龄老人的行列后，一定要制订一个符合自己身体实际状况和家庭条件的老年生活计划。

(4)90 岁心清神定，安享晚年奔百岁

到了 90 岁就标志着已进入长寿老人的行列，这个阶段的老人在社会上受到广泛的关注和大家的尊重。政府对长寿老人有专门的长寿补贴和医疗照顾政策，社区对长寿老人提供多种上门服务项目。这个阶段的老人应当将起居安全放在首位，避免发生摔跤跌倒等意外伤害，也要防止出现身体不适时身边因无人而贻误治疗抢救时机的情况。因此，长寿老人日常生活应当有子女或亲属在身边照料，空巢家庭或者独身老人应当考虑请家政服务人员上门服务，经济条件许可的可考虑选择入住合适的养老公寓、养老院等养老机构。据了解，许多高龄老人都是在发生各种意外后，健康状况急剧下降，最终成为失能老人，卧床不起，只能依赖他人的照顾。因此，离退休老警官安排长寿老年生活规划时，要以争做一个健康的长寿老人，快乐幸福到百岁为目标。应当将安全和健康放在第一位，在这个阶段要舍得花钱买平安，应当意识到老人的平安就是家庭的平安，老人的健康就是家庭的幸福，而钱财只是身外之物，子女自有子女福，没有必要把给子孙留多少遗产的问题挂在心上，只要老人平安健康就是给子孙最大的支持，也是一笔金不换的宝贵遗产——长寿家庭。

8 国外老年人养老可借鉴

前联合国秘书长安南曾说过："我们目前所生活的时代，人们赋予它各种各样的名称……今天，请允许我再增加一个名称，即：长寿时代。"近年来，国外一些地区为了提高老年人的生活质量，使他们愉快地安度晚年，开办了各种有趣的老年服务项目。如法兰西广播公司开办了一个老年电台；西班牙专为65岁以上老人开设的老年"幼儿园"；瑞典专供有独立生活能力的退休老人居住的老人公寓，日本的老年公园和老年街等。这些都有很多值得借鉴的经验。

(1)日本老人"三分法"无忧养老

日本老年人有其独特的理财方式，甚为科学实用。冈田是一所大学的退休教授，月退休金80万日元(约合人民币6.25万元)，每月扣除房贷5万日元，生活资金有75万日元。这在日本，是偏中等家庭生活的标准，但是冈田家的生活水平在当地属于一般，甚至有些捉襟见肘，因为75万日元生活费中，只有30万日元左右能用于生活开支。冈田的理财方式便是当今很多日本老年人所推崇的"三分法"，即将全部资金分成流动资金、使用预定资金和生利性资金三部分。流动资金主要是为了防备生病、受伤、灾害等突发急事而准备，要求是可以马上变现，所以这笔资金多以活期存款、短期定存等灵活的方式储备。冈田每月从退休金中拿出8万~14万日元存入银行，用作流动资金。一旦家中遇到急事，可以及时从银行取出来应急。预定资金主要是为了未来几年内家庭的需要，如买房或买车、子女上大学所需的学费等。这笔资金的投资可偏向于中长期回报较高的金融产品,如定期存款、累积型定期存款、国债等。冈田从每月收入中拿出15万日元,用于这项投资。生利性资金是指预计10年内不会使用的资金。这笔资金一般主要用来养老、为子女缴学费,一些老年人也用来进行长线投资,赚取更高回报,如购买股票、基金、债券、外汇等。冈田每月从退休金中拿出15万~20万日元用于生利性资金,“尽管社会福利机构可以避免我们老年时露宿街头,但自己手里也要有一笔养老金,这样,我和妻子就可以周游世界啦!”趋向成熟理性,注重资产配置,获取稳定回报,这就是日本老年人的现代理财观。

(2)韩国以家庭为中心的养老模式

在韩国,工作到一定年龄也有退休制度。对于50多岁或快要到60岁的人来说,退休将等待着他们。除了常换工作或者是退休之后有幸找一份工作的人以外,大部分人只在一个单位,工作了长达30年,等到了退休年龄,其退休金就成了维系他们晚年生活的唯一资金,就是说,退休金与个人生存问题有着不可分割的密切关系。在过去,人们一旦老了之后,就得靠子女来养活。自韩国的退休金制度得以完善以来,人们的思想观念发生了许多变化。在正式机关工作的人到了退休的时候就能拿到一笔丰厚的退休金。这笔资金完全可以养活自己,老了以后想依靠子女的人在韩国基本上没有了。在韩国的茶房和酒店,常常可以看到这样一些情景:50多岁的老年人一旦聚在一起,他们的话题不外乎是退休金。有些人说,包括房屋等家里所有的财产可以统统留给下一代,只是把退休金留给自己,随后搬到安闲的田园地区,安度一个幸福的晚年。也有些人说,他们打算把退休金全托金融机关,不看子女们的脸色,靠着银行利息来安度晚年。最近,韩国电视上播放了一部反映社会现象的电视剧,内容是一位退休者从单位拿到了一笔2亿韩元的退休金。目前的2亿元韩币相当于26万美元。然后那位老人回到家,把所有的家庭成员一起请来,他当场把退休金的一半分给了他们,自己拿着剩下的那一半随处漂流。的确,如果是独自一人的话,1亿元韩币足够养活自己。如果挥金如土,不出几年也能让自己穷困潦倒,倾家荡产。不过,自己花了大半辈子心血好不容易把子女培养长大,老了以后总希望在晚年生活中得到一些补偿。这就要看老人与子女间的关系如何了。

(3)美国老人为自己活

美国虽然空巢老人多,但他们都是真正为自己活。

一是自发组织“不出家门的养老院”。在中国,子女们孝敬父母的方式之一就是让父母享天伦之乐,但是,美国老人大多崇尚独立生活,只有10%的老人和子女同住。不过,美国老人和中国老人一样,也喜欢住在熟悉的环境中,据统计,美国60岁以上生活可以自理的老人,有九成更愿在自己所住社区养老,即“居家养老”。居家如何解决“空巢”带来的生活难题?对那些生活自理能力下降但又不愿离家去养老机构的老人来说,加入老年互助社区,每年只需缴数百美元会费,就能以低廉价格享受社区提供的购物、医疗等服务。老年互助社区现已遍及全美,它一般是邻近街区的老人为对付“空巢”而自发组成的。平时,会员们一起开展活动,当行动不便的“空巢”老人有生活难题要解决时,其他健康的老人就会提供帮助。因体力或技术有限而老人做不了的事情,社区管理方就会请相关人员处理。互助社区提升了老人生活质量。如有一位90岁的老年互助社区成员,参加了社区组织的椅上瑜伽课。每次上课前,社区管理方都会为老人提供免费交通服务。

二是入住普通公寓更显个性自我。除了居家养老,美国老人也可以根据经济条件,选择入住或租赁高档养老公寓或政府资助的养老机构,后者是主流,其主要面向中低收入老人,自己只出约1/3的费用,其他部分由政府支付。但是,美国许多老年人不把自己当老人看待,不愿住养老机构,而是发扬自我个性。如在佛罗里达州的一所普通公寓里住着退休老人苏珊,有两个儿子,都不在佛罗里达州工作。她不愿和儿子同住,也暂时不想面对纯老人环境,便将房子出租、汽车卖掉,搬到交通便利的普通公寓,和年轻人混居一起。就是住在养老机构,老人们穿得比年轻人还鲜艳,一些老人坐在轮椅上也要排练表演节目、做游戏。另外,各地的养老院协会也会为老人举办各种活动。如美国阿拉巴马州养老院协会举办了一次选美比赛,百岁老人费尔玛·什里姆希雷获得桂冠。她虽然双目失明,但凭着可亲笑容赢得高人气。

三是不爱棋牌最爱大自然。美国不少老人的座右铭是:“最大的快乐是去享受那些大自然赐予人类的一切美好的东西”。有条件,当然要享受快乐。佛罗里达州有漂亮海景和温暖气候,是公认的养老胜地。一对原本在宾夕法尼亚州工作的老夫妻,退休后卖掉房子到佛罗里达州定居养老,根据自己的能力在佛罗里达大学任教,在一处非常漂亮的小区买了两室一厅房子居住,每隔两周,他们都会邀请学生来家做客,其乐融融。

四是没有条件,创造条件也要享受。美国丹佛郊区的一对老夫妻,两人退休前曾失业许久。可是,为了实现旅游梦想(美国老人大多爱旅游),他们拿出所有积蓄9000美元,东拼西凑后,买了一辆1985年的旅行房车,走上边打零工边旅游之路。美国老人晚年活动还有很多,比如游泳、侍弄花园、喂养宠物等,但对下棋玩牌兴趣不大,这点与中国老人不同。

五是做义工是美国老人的生活方式。无论是大雪纷飞还是大雨倾盆,在美国中小学周围的十字路口,总会看到穿着橘红色马甲的老人在维持交通秩序,他们手中拿着一面小旗,上面写着“stop”(停止)。美国老人热衷于参与义工活动,比如为留美的国际学生做英语辅导、在医院和机场为活动不便的人推轮椅、开车接送一些没有车的老人和穷人去购买食物和看医生等。通过帮助他人和参与社会活动,他们觉得这样能够保持与社会联系,从而获得成就感和生活的满足感,退而不休,“帮助别人的同时,也是帮助你自己”是他们的口号。调查显示,美国65岁以上的身体健康的老人有1/4一周至少要花上4小时做义工。通常老年义工们投入劳动最多的地方是一些宗教组织、医疗卫生部门、社会服务部门和养老机构。

老年人的理财经

老年人的理财经

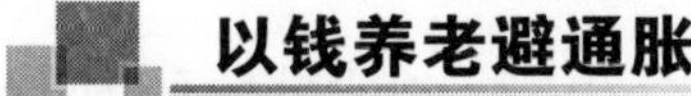

以钱养老避通胀

王警官退休后，日子过得比较顺心，子女孝顺，自己的身体也很棒，“零件都没老化，运转得很好”。老王本来不需要为钱发愁，他有车有房，有退休金和存款，妻子退休后也有退休金，经济条件宽裕。可是，从去年开始，老王有了烦心事。究竟是什么原因呢？

最初是因为他跟老伴上街买菜，菜价“芝麻开花节节高”，老王倒不是心疼这俩菜钱，但是以小见大，物价这么涨下去，真是让人心里没底。他开始关注电视上公布的CPI数据，2011年年中的时候，CPI涨幅一度突破6%。“6月是6.4%，7月是6.5%，8月是6.2%，9月是6.1%”，直到现在，老王还对那几个月的数据记忆犹新。“全年是5.4%。钱越来越不值钱，现在虽然涨得没那么厉害了，但也得想想办法，不能让一辈子的积蓄缩水啊！”最让老王担心的就是银行里的存款，那是他跟老伴辛苦了一辈子攒下的。

在子女的建议下，老王决定把存款取出一部分来做投资。“老年人理财，还是要求稳，主要是为了保值。那些高风险的投资我是不会考虑的。”

王警官的经历给退休的老警官们提了一个醒儿。在公安战线上奔波了一辈子，终于开始享受闲适的退休生活了。要想晚年生活没有顾虑，经济基础就要牢靠。物价上涨、通货膨胀、财富缩水，要想自己的财产保值增值，退休之后有保障，就得主动考虑投资理财的问题。

把钱存在银行里，捏在自己手里，感觉上固然踏实，但并不是长久之计。银行的利率经常跑不赢物价上涨的速度，这就是人们常说的“负利率”，存款的利息被通货膨胀的因素抵消了，反过来还会亏损。眼看着钱包一天天瘪下去，自己毕生的积蓄就像切开了晾在那里的橙子，水分流失，日渐干瘪，谁能不着急呢？

所谓理财，就是让自己的钱动起来，死钱变活钱，让钱生钱。在市场经济和金融产业空前发达、影响无所不在的今天，小到一个家庭，中到一个机构，大到一个国家，都需要借助理财来保持和增长自己的财富。例如中国有 3 万多亿美元的外汇储备，现在美元贬值，这些以美元资产为主的外汇储备就面临缩水的问题，国家要想办法用巨额的外汇储备进行投资，实现保值增值。

众所周知的诺贝尔奖，它的奖金来源于诺贝尔基金会。这个基金会成立于 1900 年，最初的财富是诺贝尔捐献的 920 万美元。早期，诺贝尔基金会的章程中明确规定，基金的投资项目必须是安全的，有固定收益的，例如银行储蓄和公债。基金的管理层宁愿牺牲高收益，也要确保这笔基金的安全，拒绝将钱投向那些高风险的项目。

可是，半个世纪的时间过去了，奖金和基金会的运行费用将这笔巨大的财富消耗殆尽。1953 年，诺贝尔基金会拥有的财产已经缩水到 300 多万美元，比基金刚刚设立时减少了一大半。严峻的形势迫使诺贝尔基金会进行革命性的变革，基金会修改了章程，允许将基金投入股市和房地产领域，实现保值增值。如今，诺贝尔基金的规模达到 4 亿多美元，60 年间增值了 100 多倍。

讲述这个故事，并不是要怂恿老警官们投资那些高风险的理财项目，而是给老警官们提个醒儿，财大气粗的诺贝尔基金会也曾因为理财观念的保守陷入濒临破产的窘境,我们普通人的抗风险能力是无法与强大的基金会相比拟的,理财同样是我们必须考虑的现实问题。当然,就像老王所说的,老年人理财还是要以安全稳妥为原则,高风险、刺激性的投资项目并不适合退休警官。

或许您会说,“我不懂股票、不懂基金、不懂期货,那些五花八门的金融产品看着就晕,怎么理财?”这的确是一个问题,本部分的内容就是介绍适合老警官的理财常识,掌握这些基础性的知识是开始理财的前提。我们不会像媒体上那些所谓的专家一样,为大家设计具体的理财方案。这些人经常以权威的口吻,信誓旦旦地保证投资会有多少收益,怎么看都像忽悠人的江湖医生。对于这些“专家”的说教,相信在工作中练就了一副火焰金睛的老警官们会洞察其中的真伪。反过来,我们要提醒大家,套用温总理的一句话,“股市有风险,入市须谨慎”,理财有风险,投资要谨慎。

当然,只要是理财,就不可能没有任何风险,“安全稳妥”是相对的,这就是生活的辩证法。所以,需要我们在确定投资规模,选择理财产品时,充分考虑风险的因素,把风险控制在自己可以承受的范围之内。那种倾尽所有、孤注一掷,梦想一夜暴富的做法显然是不明智的。但也不能因为有风险而拒绝理财,这就走向了另一个极端。

投资学有个专业术语——“100 法则”,是用来确定投资组合中的股债比例的,就是说,投资股票的比例等于 100 减去自己的年龄。如果一个人是 30 岁,在他的投资组合中股票可以占 70%;如果一个人是 70 岁,股票只能占到 30%。这是因为老年人对投资风险的承受能力在降低,对投资安全性需要更加重视,不宜过多地从事高风险投资。

我们可以把这个 100 法则推而广之。把股票扩展为所有的风险投资,把债券理解为自己的全部积蓄。如果您有 10 万元存款,现年 60 岁,那么就可以拿出 4 万元来投资理财。当然,这只是一个基本原则,每个人可以根据自己的现实情况来决定投资比例,只是要充分地考虑风险因素。

特别提醒:投资常识之“100 法则”:即用 100 减去投资人的年龄,得出股票占投资组合的百分比。

让您的财富保值增值

老警官退休后随着收入的减少,生活费用的不断增加(最主要是物价),还有医疗方面开支的增加,手里的钱就会慢慢地变少。这个时候,我们就应该想办法让自己的资产能够保值并不断地增值,这样老警官才能真正地做到老有所养、老有所依。那么,怎样才能让自己的资产保值增值呢?我们必须确定适合自己的理财计划、适合自己的理财类型和具体的理财原则。

1 适合老年人的家庭理财计划

陈警官是一名退休警官,今年 60 岁,老伴今年 55 岁,退休前是一名内科医生。老两口退休后都有一笔固定的退休金,加起来有 6000 元。有一套属于自己的房子,目前市值大概 100 万元,自己住,不需要还房贷。每个月生活支出大概 2000 元,医疗保健品支出大概 1500 元。目前银行三年定期存款 20 万元,还有 3 万元的股票,但一直都是赔多赚少。儿女都已经成家立业,不需要他们操心。以前工作时没有太多时间理财,所以除了在银行存款获取利息外,只投资了一点股票。现在退休了,陈警官想拿出一点钱去投资理财,希望让自己的资产在保值的同时,每年还能从投资理财中赚一点钱,让自己和老伴每年都能出去旅游几次。

陈警官的良好愿望相信是大多数退休老警官的共同心愿,要想实现

这个愿望,就必须制订一个适合自己的理财计划。在制订理财计划时,老警官需要注意以下几个方面的问题:

第一,如果您还在为子女负担着某些生活费用,那这个时候就应该坚决地和孩子们进行财产分离,坚决地和"啃老族"说再见。这样做有很多疼爱自己子女的老警官可能会不忍心,但是我们应该清楚,这不仅是为了让自己减少一部分支出,让自己的晚年过得好一点,更重要的是可以培养子女们的独立生活能力,让他们更早地自立。

第二,学会为健康投资。老警官退休在家后会一下子多出很多空闲的时间,这个时候就应该好好地利用这些时间,进行健康合理的运动和休闲活动。改变节衣缩食的观念,多进行一些健康类、文化类和运动类的消费。这样做,能够提高晚年的生活质量,减少疾病的发生几率,减少医疗消费,这其实也是一种投资理财。除了要定期到医院进行必要的健康检查外,还应该定期爬山、游泳、郊游、长途旅游。健康是一个人最大的财富,适当地增加营养和运动以换取健康自信的精神和身体状态,是退休的老警官最划算的投资。

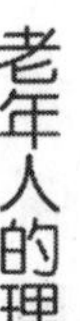

第三,以社保和家庭积蓄相结合对自己进行保障,投保时主打意外险。对于退休的老警官来说,这个时候再去考虑购买商业保险来作补充保障为时已晚,很多养老险种已经没有办法购买,而这个时候去购买医疗、重大疾病保险更是需要承担比较高的保险费用,说实话已经没有太大的意义。因此,最适合退休的老警官购买的保险就是老年意外伤害保险和住院津贴险,这样做的好处首先是保费低,保障高,不会随着年龄的增长而增加费用;其次是弥补医疗保险不包括意外伤害的不足。除此之外,还应该依靠社保和自身积累的养老金作为补充,去应对未来可能增长的医疗和看护费用。

第四,选择是根本。如果想要选择一种适合自己的理财产品,那就应该把自己的家庭财务状况和风险承受能力了解清楚,不要偏听偏信那些高收益的产品,也不要盲目跟风,应该选择一些自己熟悉的、市场上常见的产品进行投资。

第五,为子女购买两全型保险产品。很多老警官都非常疼爱自己的子女,都希望自己的爱能够永远呵护着自己的孩子。这个时候就可以为孩子们购买两全型的保险产品,这样的保险产品大都会隔三五年就支付一次生存金。如果不领取的话还可以累积生利息,让孩子们在不同的人生阶段按照需要领取,用作子女的教育金、婚嫁金、创业金、养老金等。

特别提醒:两全型保险指的是既保生存,又保死亡的保险。一种是被保险人活到一定时间给付一定的保险金或是满期给付保险金;另一种是发生事故、造成死亡所给付的保险金。

2 适合老年人的家庭理财类型

赵君华是上海市静安区的一名退休警官,退休后在家里闲不住,就想找点事做,发挥一下余热。有老朋友告诉他现在流行投资理财,别把钱都放在银行,应该拿出一点钱去投资,让钱生钱,这样不仅可以保证自己的资产能保值增值,让自己能有一个幸福的晚年,同时还可以增加生活的乐趣。赵警官一听,觉得朋友的建议不错,就决定拿出一点钱去作投资。可是当他要开始行动时,却发现自己除了知道在银行存款能得利息外,对其他的理财产品是一无所知,而且他发现现在市场上的理财产品种类繁多,自己根本无所适从,一时间陷入烦恼之中。

相信生活中和赵警官拥有同样烦恼的老警官不在少数,大家都不知道自己该投资哪一类产品,不知道哪一类产品适合自己,因此显得很茫然。现在我们就为老警官们介绍一些适合他们的家庭投资理财类型:

(1)储蓄存款

对于老年人来说最保险的投资方式应该还是储蓄存款,这也是最方便最省心的。储蓄存款基本上分为活期储蓄和定期储蓄存款两种,老警官可以把暂时用不到的钱存成定期,但是要注意期限不要过长,三个月到一年为宜。除此之外，还要把随时都可能用到的钱存为活期，这样什么时候要用钱到银行取出来就可以用。

(2)国债

在日常生活中会经常看到一些老人排着队到银行买国债，因为很多老人都觉得国债是以国家的信用为基础的，因此非常安全，向来有"金边债券"之称，收益率也比银行存款高一点。其实大家的选择是有道理的，退休的老警官可以将国债作为自己投资的一个选择。为什么这么说呢？因为退休的老警官去理财的最大目标就是要让自己的资产保值增值，这就需要选择几种安全、稳定的产品去投资，而国债和银行储蓄一样安全、稳定，而且收益率比银行储蓄高，因此老警官投资国债是个明智的选择。

目前国家发行的国债中比较适合退休老警官的是凭证式国债，这种国债是一种国家储蓄债，可以记名、挂失，以国债收款凭单作为债权证明。它不可以上市流通转让，从购买的那一天起开始计算利息。在规定的持有期限内，老警官如果遇到特殊情况想要提取现金，可以到购买的网点提前兑取。提前兑取的时候，除了能够得到自己的本金外，利息则按您实际的持有天数以及相应的利率档次计算，经办机构会相应地收取一点手续费。

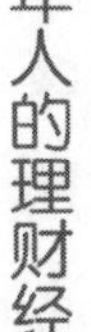

这种国债安全稳定，没有市场风险，购买方便，利率还比同期的银行存款利率高，正适合退休的老警官购买投资。

(3)保证收益类银行理财产品

这类理财产品可以让投资者在投资到期后获得100%的本金，并且所获得的实际收益和预期收益一致，比较适合投资策略相对保守的退休老警官。

(4)基金定投

基金定投是定期定额投资基金的简称，具体是指在固定的时间(比如说每个月的1号)以固定的金额投资到指定的开放式基金中，类似于银行存款零存整取的方式。这种投资可以平均成本，分散风险，比较适合进行长期投资。

基金定投的价值源于华尔街流传的一句话:“要在市场中准确地踩点入市,比在空中接住一把飞刀更困难。”基金定投就是让投资者采取分批买入的办法去投资,这样就很好地克服了只选择一个时间点买进和沽出的缺陷。这种投资方法最大的优点就是不用投资者费心,省事省力省心,投资风险低,这对于缺少金融理财知识、不愿意多操心而又希望资产稳健地保值增值的老警官来说是个不错的选择。

3 老年人的理财原则

钱斌是河南省郑州市的一位退休警官,辛苦了一辈子也多少有些积蓄,退休后原本想着依靠退休金和手里的积蓄就足可以安度晚年了。可是他没想到,退休后物价不停地上涨,虽说手里的积蓄不少,但是心里还是挺紧张的。儿子看到他这个样子,就劝他把手里的钱拿出一部分去投资理财,这样,手里的资产不但能保值而且还能增值,就不用为上涨的物价担心了。可是钱警官干了一辈子警察,办案子很在行,但说到投资理财就一窍不通了,这让他很上火。

生活中像钱警官这样不知道该怎样投资理财的退休警官还有很多,他们也很为这个问题着急。其实只要掌握了老年人投资理财的基本原则,那退休老警官的投资理财活动就会变得轻松了。那么,老年人投资理财的基本原则都有哪些呢?

第一,便利。老年人进行投资理财之前,先要为自己留足日常生活的备用金。退休的老警官随着年纪的不断增长,在医疗方面的支出会不断加大,这个时候就要根据夫妻双方具体的身体情况考虑准备一笔医疗备用金和6个月的日常衣食住行备用金。这部分资金是随时都可能用到的资金,因此最好在银行以活期存款的方式进行存储或者是投资一些可以随时支取现金的理财产品,以备不时之需。千万不要因为看到存款期限越长利息就越高，而把大部分的钱都存成了三年或是五年的定期存款。如果突然生病要住院治疗，需要把钱从银行取出来，这时候存款期限没有到，提前支取只会按活期利率结算，会白白损失很多利息。另外，进行投资的期限应该以三个月到一年最为合适，这样就可以有效地保证资产的稳定流动。如果要大额购买长期理财产品，那么事先一定要问清楚是否有提前支取或是贷款抵押的可能以及相关手续。

第二，安全。安全稳定压倒一切。老警官退休后，很多人都想拿出一点钱去投资，但是现在市场上投资的种类很多而且复杂，老警官该如何选择呢？其实医疗等大额的、不确定的开支决定了老警官在投资的选择上应该重点关注投资的安全性，以稳健的投资为主。投资一些风险程度比较低的资产，这其中包括银行储蓄存款、国债、保证收益类银行理财产品、基金定投、货币型基金等。

当然，退休的老警官在身体健康状况良好、手头比较宽裕，并且拥有一定金融理财知识和心理承受能力的前提下，可以适度地进行中高风险的投资。中高风险的投资主要有股票、股票型基金、投连险、外汇和其他特殊的投资项目。但是需要注意的是，这类中高风险的投资所占的比例不能超过总投资的20%，一定要在自己的承受能力范围之内，还有，千万不要把急用的钱投资到中高风险的产品上去，而且流动性强、可以随时变现的产品至少要占总投资的一半以上。注意投资种类不要太多，投资期限以长短搭配为宜，操作要方便省心才好。

特别提醒：股票型基金是指60%以上的基金资产投资于股票的基金。

投连险，即投资连结保险，即保障与投资为一体，保障主要体现在被保险人在投保期限内意外身故，会获取保险公司支付的身故保障金，同时通过投连附加险的形式也可以使用户获得重大疾病等其他方面的保障。投资方面是指保险公司使用投保人支付的保费进行投资，获得收益。

第三,最大限度增值。对于退休的老警官来说,收入已经基本固定。在考虑方便和安全的前提下,应该最大限度地保证现有的资产保值增值。在银行存款方面应该尽量少存活期,多存一些中短期相结合的定期,还要注意及时地转存定期,有的退休的老警官因为图省事或者是忘记了将已经到期的定期存款进行转存,这就会损失很多利息收入。因此,退休的老警官有必要关注定期存款具体的到期时间或是到银行办理预约自动转存业务,这样就可以避免不能及时转存造成的利息损失。除此之外,退休的老警官还可以投资一些低风险的理财产品,比如说国债、实物黄金、货币基金,也可以试试基金定投。相信随着我国金融投资市场的不断规范,您将有更多的机会获得可观的经济收益。

第四,保障。这里所说的保障分为两个方面,一是要有长期稳定的收入渠道,可以是养老保险或是退休工资,也可以是不动产等固定投资的长期收益。这样,退休的老警官才会有安全感,也不会有坐吃山空的感觉。二是要保障在遇到突发情况时的经济准备和必要的现金储备,还应该有必要的医疗保险、意外保险,同时还应该附加一些合适的商业保险,这样的话,就算是真地出现了一些意外情况,也可以在经济方面从容应对。

巧妙储蓄收益最大化

现在很多退休的老警官都倾向于把手里大部分的钱存进银行拿利息,但是可能很多老警官并不清楚,同样是存钱,使用不同的储蓄方式,一年下来所得到的利息会差很多。存钱其实也是门大学问,如果能巧妙地运用合适的储蓄方式,就可以让您的收益实现最大化。

1 巧安排让储蓄增息

孙警官是广州市的一名退休警官，最近他和原来一个单位的吴警官聊天时发现，自己和吴警官同样在银行存的 5 万元一年定期，存款到期后吴警官所得到的利息却比自己高很多，这让他有些郁闷，想不通是为什么。

孙警官遇到的问题其实就是一个储蓄方式的问题，同样数额的钱采取不同的储蓄方式，所获得的利息也会差很多。下面我们来看看在保证退休老警官灵活用钱的基础上，让储蓄增息的方法。

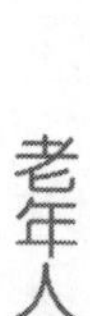

（1）“利滚利”存储法

这种方法又被人们形象地称为“驴打滚”存储法，它是存本取息和零存整取储蓄相结合的一种存储方式。如果孙警官手上有 10 万元，那就应该先将其以存本取息的方式存入，一个月以后将利息取出来，再存入零存整取的账户，接下来就是一次又一次的重复操作。这样做就是需要每个月都跑一次银行，但是却可以明显增加利息收入。

（2）转存法

就是老警官要在开户时事先和银行约定，当账户上的余额达到规定标准的时候，自动转存为定期。通常老警官可以在账户上的余额达到规定标准的时候转存为三个月或是一年的定期，这样所得的利息就比活期存款高。

（3）月月存储法

这种方法又被称为 12 存单法，这种方法可以帮助老警官最大限度地发挥储蓄的灵活性。老警官可以把每个月的退休金除去必要的生活支出后全部存成一年的定期存款，每个月都存一次，这样一年下来您就会有 12 张存单。当第一张存单到期后取出本金和利息，加上这个月所要存的钱一起存为一年的定期，就这样以此类推，循环储蓄。因为有突然情况急需用钱，就可以支取已经到期或者是即将到期的存单，这样就可以减少利息的损失。

(4)阶梯存储法

假如说孙警官手里有5万元闲钱需要存储，那就可以先拿出1万元存成活期，以备不时之需，剩下的4万元就分别存入1年期、2年期、3年期、5年期的1万元定期储蓄各一份。1年期的存单到期后就转存成2年期的存单，2年期的存单到期后就转存成3年的存单，3年期的存单到期后就转存为5年期的存单。以此类推，5年后孙警官所持有的所有存单就都是5年期的了。这种储蓄方法可以让孙警官的年度储蓄到期的金额保持等量平衡，既可以有效应对国家对储蓄利率的调整，也可以获取比较高的利息。

(5)四分存储法

如果孙警官手上持有10万元，那么可以分成4张定期存单，4张存单的存款金额应该成梯形，以适应遇到紧急情况时需要的现金额度。具体来说就是将10万元分别存成1万元、2万元、3万元、4万元四份1年期的定期存款。这种方法可以避免需要小数额却不得不动用大存单的弊端，减少不必要的利息损失。

(6)存单质押法

如果老警官在存入一年以上的定期储蓄存款后，遇到急事需要提前支取定期存款，可是用这笔钱的日子又比较短或者是在支取的时候发现这个存单过不了一两个月就要到期了，那么在这个时候就可以把存单向银行抵押，获得小额贷款。这样既可以解燃眉之急，又可以减少利息损失。

2 了解银行的储蓄产品

李警官是西安市的一名退休警官，他退休后只要每个月一拿到退休金，扣去一部分烟钱后，剩下的会通通交给老伴管理。他的老伴在退休前从事金融工作，对投资理财有一定的了解，每个月拿到李警官上交的钱后就会马上到银行存成定期，用她的话说这样做是将来为儿女打算，不能乱花钱。亲朋好友都觉得李警官老两口这样生活会影响晚年的生活质量，可是李警官和老伴都不这么看，他们觉得不储蓄乱花钱才会影响生活质量。

其实对于退休的老警官来说，在收入不再增加，炒股、炒基金风险又太大的情况下，选择把钱存入银行的确是一个明智的选择，那么要想让自己的钱在银行生出更多的利息，我们就必须先了解掌握银行的储蓄产品和相关的利率，这样才能根据自己的实际情况灵活地改变储蓄方式，让自己的资产不断地升值。

(1)活期存款

活期存款是指不规定具体期限，可以随时存取现金的一种储蓄产品。它以 1 元为起存点，多存不限。这是银行最基本、最常用的储蓄产品，客户可以自由、灵活地调动资金。开户的时候由银行发给存折，凭存折存取现金，每年结算一次利息。活期储蓄适合老警官个人生活待用款和闲置资金以及商业运营周转资金的存储，目前活期储蓄的利率是 0.5%（截至 2012 年 5 月 5 日）。

(2)定期存款

定期存款是银行与存款人事先约定具体期限、利率，到期后支取本息的一种存款。存期最低三个月，最高五年。老警官办理定期存款时如果遇到紧急情况要用钱，那就可以办理部分提前支取，剩下的存款会仍然按照约定好的期限和利率计算利息。存款到期后，要拿存单去支取本息，如果不想取出来，那也可以按原来的存期自动转存。提前支取的那部分金额的利息就按支取的那一天挂牌公告的活期利率计算。

(3)整存整取

具体是指开户时约定好存期，整笔存入，到期后一次性地整笔支取利息和本金的一种个人存款，人民币 50 元起存。需要注意的是，这种储蓄产品的利息是按存入时约定的利息计算，如果提前支取就没有利息。老警官在提前支取这种存款时必须提供有效身份证件，由他人代替支取时不仅需要提供存款人的身份证件，还要提供代取人的身份证件。另外，这种存款在到期后可以自动转存，也可以根据储户的意愿约定转存。存期最低三个月，最高五年。

(4)零存整取

指开户时事先约定存期，分次每个月存入固定的金额，到期之后一次性支取本息的一种存款。通常50元起存，每个月都要存入固定的金额，如果中途有漏存，那下个月可以补上。利息按实际存款金额、实际存款日期和开户时的利率计算，提前支取和到期未支取存款的利息按支取日挂牌公告的活期利率计算。存期分别为一年、三年、五年。

(5)整存零取

具体是指老警官在银行存款开户时约定好存款期限，将本金一次存入，选择固定期限分次支取本金的一种个人存款。1000元起存，存期为一年、三年、五年，支取期有一个月、三个月以及半年，就是说您可以一个月取一次或是三个月取一次，也可以半年取一次。利息按您在银行开户时银行挂牌公告的整存领取利息计算，到期没有支取或是提前支取的存款按照支取日挂牌公告的活期利率计算利息。

(6)存本取息

具体是指老警官在银行存款开户时约定存期、整笔一次性存入本金，按照固定的期限分次支取利息，到期之后一次性支取本金的一种个人存款。通常是5000元起存，可以一个月或是几个月取一次利息，可以在开户时约定好的支取限额内多次支取任意金额。存期为一年、三年、五年。利息按存款开户时银行挂牌公告的存本取息的利率计算，到期没有支取或是提前支取的存款按照支取日挂牌公告的活期利率计算利息。

(7)定活两便

这是指老警官在银行存款开户时并不约定具体的存期期限，银行根据您的实际存期按照规定计算利息，可以随时支取的一种个人存款。如果存期不满三个月，那利息则按支取当日挂牌的活期利率计算；如果存期在三个月以上但不满半年的，整个存期就按照支取日挂牌定期整存整取三个月存款利率的60%计算利息；存期半年以上的（含半年）不满一年的，整个存期按支取日定期整存整取半年期存款利率的60%计算利息；存期一年以上（含一年），不管存期多长，整个存期一律按支取日定期整存整取一年期存款利率的60%计算。

这种存款方式应该以小额、少量为宜，毕竟退休老警官每个月的生活支出都差不了多少。因此这种储蓄产品非常适合在3个月的时间内没有大笔的资金支出，同时也不准备进行长期投资的老警官。只要手里的闲置资金超过3个月，那就可以享受同档次整存整取的6成利息，还是比较划算的。

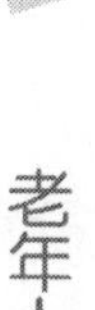

（8）通知存款

通知存款是一种不约定存期，支取的时候需要提前通知银行并约定好具体支取日期和金额才能支取的存款。个人在银行的通知存款不管实际存款期限有多长，都只按存款人提前通知的期限分为一天通知存款和七天通知存款两个品种。一天通知存款必须提前一天通知银行约定支取存款，七天通知存款必须提前七天通知银行约定支取存款。目前一天通知存款的利率是0.95%，七天通知存款的利率则是1.49%，人民币个人通知存款最低金额是5万元，个人最低支取金额也是5万元。

（9）教育储蓄

教育储蓄是国家为鼓励城乡居民以储蓄的方式为其子女接受非义务教育积蓄资金，促进教育事业的发展而开办的储蓄产品。教育储蓄的对象为小学四年级（包含四年级）以上的学生。教育储蓄为零存整取定期储蓄存款，存期分别为一年、三年、六年，最低起存金额50元，本金合计最高限额为2万元。储户凭借学校提供的正在接受非义务教育的学生身份证明在一次性支取本金利息时可以享受国家规定的利率优惠，并免征储蓄存款利息所得税。

3 存款期限如何选

周警官是焦作市的一名退休警官，最近他想把手头的闲钱存入银行，可是却不知道该怎样选择存款期限，向身边的朋友请教，大家给出的回答也都各不相同，这让周警官感到无所适从。

其实周警官遇到的问题并不是什么太难的问题，他的朋友们之所以会给出各不相同的答案，是因为大家的情况都不一样，因此给出的答案也不一样。在这里，我们为像周警官这样的退休警官提供一些比较适合的选择存款期限的方法：

(1)根据自身实际的消费水平和用款情况确定

银行的储蓄品种有很多，它们各自都有不同的特点，选择不同的储蓄品种也会获得不同的利息，这一切都会让退休的警官有一些眼花缭乱，无所适从。因此，在选择具体的存款期限时不能只凭自己的意志去决定，而是应该根据自身的消费水平和实际的用款情况来决定。另外，现在银行储蓄利率变动比较频繁，在选择定期储蓄时应该尽量选择短期。这样的话就不会在存款利率上升的时候因为不停地办理转存手续而损失利息，还浪费时间和精力。因为银行有规定：提前支取还没有到期的定期存款只能按活期利率来计算利息。因此，在利率不稳定的情况下建议老警官可以考虑选择半年或者一年的存款期限。

特别提醒：老警官看到银行储蓄利率提升后千万不要马上去为自己的存款办理转存业务，而是应该先向银行的工作人员仔细咨询一下，让他们给您算算把那些已经存了一定期限的定期存款办理转存究竟合不合算，然后再决定该怎么办，不要草率行动，毕竟我们在银行存款是为了保值增值。

（2）如果情况允许，那就直接存固定的年期

我们都知道存款期限越长，利率就越高，得到的利息也就越多。如果您想要存的定期存款的年期正好属于银行定期存款的一个种类，那么您就直接存成固定年期的定期存款。比如说一个老警官想要存款的期限是5年，那就应该直接存为5年期的整存整取定期存款，就不必再分为5个一年期或是一个两年期和一个三年期。

（3）如果银行定期存款中没有您想要存的年期，那就要考虑不同期限的组合

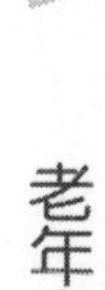

在考虑不同存款期限的组合时，应该考虑的基本原则是：所选择的存款年限相差最大。比如说，一个退休的老警官想要存6年期的定期存款，那就应该选择一个五年期的定期存款和一个一年期的定期存款，而不是去选择一个一年期、一个两年期和一个三年期，或者说6个一年期的定期存款。为什么要这样做呢？道理很简单，因为五年期和一年期的定期存款相差为4，它们中间相差的利率也是比较大的，因此五年期的定期存款比一年期的定期存款所获得的收益要高出很多。

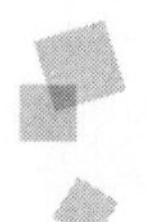

（4）在对存款期限进行组合的过程中，如果不考虑利率变动的影响，各存款期限的选择并不存在排列的先后问题

比如说一个老警官如果要存6年期的定期存款，那么先存一个五年期，再存一个一年期定期存款与先存一个一年期，再存一个五年期的定期存款所得到的投资效果是完全相同的。但是如果预计银行的存款利率会下降的时候，那就应该先存期限长的，再存期限短的。如果预计银行存款利率会上升，那就应该先存期限短的，再存期限长的。

1 工资卡、公积金卡里的钱别闲着

吴警官是河南省信阳市的一名退休警官，每个月退休金一发下来就存入原来的工资卡里，平时家里的生活支出都是直接从工资卡里支取，随用随取，剩余的钱就存放在卡上。另外，因为吴警官自己有房子，所以积攒多年的公积金卡里的钱也在那里闲呆着，没有什么用处。最近儿子给他提议，让他别让工资卡里的钱就这样“睡着”，应该把那些余钱拿出来做投资，让闲钱生钱。

(1)让工资卡里的闲钱生钱的方法

第一，开通“约定转存”业务。工资卡里的闲钱如果一直呆在工资卡里，那么只能得到0.50%(2012年5月最新利率)的活期利息，如果在银行开通“约定转存”业务，那就可以获得至少3.10%的利息(2010年5月银行三个月定期存款利率)，要比活期利息高出很多。老警官可以预先设定好活期存款账户的资金额度，比如说您设定为3000元，那么每当您工资卡里的资金额度超过3000元时，银行就会自动地把多出来的钱转到您设定的定期存款账户里，这样一来您的一部分资金就可以享受定期存款最低3.10%的利息了。如果老警官想要拥有这一项服务，那么拿着身份证和工资卡到银行开通这项业务就可以了。需要注意的是不同银行的转存起点和时间各不相同，老警官要根据自己的实际情况去选择。

第二，让您的工资卡变身为缴费卡。老警官因为身体或是时间方面的原因忘记了缴纳水电煤气费或者是还信用卡，那么滞纳金和罚息就是一笔不小的支出。为了避免不必要的损失，你可以为工资卡开通缴费业务，用于缴纳水电煤气费，这样您就不用每个月都到银行去排队缴费了，自己通过网上银行就能缴费，省时又省力。您还可以把工资卡和信用卡办理关联还款业务，这样您就不用为还款操心劳神了，每个月工资卡里的钱会自动地划到信用卡账户,用于偿还欠款。老警官如果有子女还在还房贷,那么您就可以利用工资卡为子女们搞定房贷的利息。现在不少银行都推出了"存抵贷"产品,具体来说,就是当工资卡里的闲钱超过一定金额时,就会自动转到"存抵贷"的账户里,这样一来用工资卡上的余额来抵减房贷的利息,这就大大提高了闲置资金的运作效率。

第三,老警官还可以选择基金定投,来管理自己的工资卡,这样就可以达到强制储蓄的目的。具体的做法是与银行签订一个协议,按自己的实际情况和银行约定好每个月的扣款金额,以后每个月银行都会从您的工资卡里扣除约定的金额,划到基金账户,完成基金的申购。

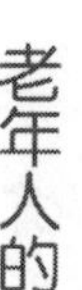

第四,投资货币基金收益有保证。有的老警官担心工资卡里的钱转存为定期存款后,如果有事要急用就会很不方便。那么,可以把多余的资金用来购买货币型基金。这样做本金有保证,获得的收益也比活期存款高。如果有急用需要赎回基金时,您的资金在 3 个工作日之内就会到账。

(2)让公积金卡里的钱生钱的方法

郑警官是河南省开封市的一名退休警官,最近他的儿子在开封市市中心看中了一套两居室,地段和环境都不错,可是价格也不低。儿子很想把这套房子买下来,可是一想到每个月要还数目不小的房贷,心里就有些犯难。郑警官看到这种情况也为儿子着急,就想把自己的积蓄拿出一部分为儿子买房,可是儿子并不同意。因为郑警官的积蓄是养老用的,怎么能随便动呢?眼看问题解决不了,郑警官很着急。

郑警官遇到的这个问题其实也挺好解决的,他可以用自己公积金卡里的钱以自己的名义为儿子买房子,公积金的年利率比商业贷款的利率低 20% 左右,这样一来一年就省下来几万元的利息。郑警官拥有自己的房子,其实现在公积金对他来说已经没有多大用处,这样的话郑警官可以把自己公积金卡里的钱全部拿出来买房,这样就可以大大减轻还贷的压力,让儿子多储蓄一些资金,以便提前还贷。

如果老警官不用像郑警官这样为儿子买房，那也千万不要让自己的公积金躺在卡里睡大觉。因为国家有规定，公积金只能用来买房，不能用作别的用途。在这样的情况下老警官可以用自己手里的公积金去买一套自己可以承担的房子（所买的房子总价不能太高，不能动用商业贷款），然后把这套房子租出去，自己就可以每个月都得到一定数目的房租。就算现在不是买房的最佳时机，那老警官买一套小户型的房子也可以让自己的资产保值增值。

2 存款是否转存：计算最佳天数

王警官是江苏省徐州市的一名退休警官，自己的大部分积蓄都存在银行。2011 年 4 月 6 日国家将银行定期存款的利率上调了0.25%，当时王警官就赶忙来到银行，要将自己在银行的 3 笔定期存款都进行转存。银行值班的大堂经理认真检查后发现，王警官的三张存单有两张已经超过了三个月，只有一张才存了十几天。于是他就非常耐心地对王警官说："您的三张存单有两张已经超过了三个月，现在如果取出来的话，只能按活期利率来计算利息，这样一来您不转存所获得的利息就超过了转存所得到的利息，因此这两张存单我建议您还是不要进行转存。剩下的这一张存单您才存了十几天，因此这一张存单是可以进行转存的。"王警官又问："那我那两张超过三个月的存单如果不转存的话，比转存能多得多少利息？"大堂经理回答说："您这两张共计 10 万元的存单如果不转存的话，可以获得 3000 元的利息；如果转存的话，只能获得 2437.5 元的利息，这中间多了 500 多元的利息。"

王警官听大堂经理这么说，觉得那两张已经超过三个月的存单还是不转存的好，于是就只把那一张只存了十几天的存单办理了转存。

生活中我们会遇到很多像王警官这样一等到银行加息，就赶紧到银行办理转存的老警官。很多老警官都觉得将定期存款转存之后会获得更多的利息收入,其实这样的想法有时是错误的。银行加息时是否将银行存款办理转存要视具体情况而定,应该精确地计算自己的存入日期,看看是否应该进行转存。

从理论上来说,存入的时间越短,进行转存就越合算。反之,就越不合算。这里有一个"转存利息平衡分界点"的理论,具体来说,就是如果存款的实际天数已经超过了这个分界点,那么提前支取存款进行转存就会造成利息损失;如果存款的实际天数没有超过这个分界点,那么进行转存就可以增加利息收入。这里有一个具体的计算公式:转存利息平衡分界点 = 一年的实际天数 × 现存单的年期数 ×(新定期存款年利率 - 现存单的存款年利率)÷(新定期存款年利率 - 活期存款年利率)。通过这样的一个计算公式,老警官可以精确地算出自己进行转存的合理天数,在这个天数之内就转存,超过这个天数就不要转存。

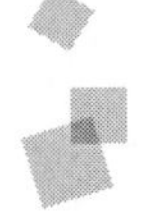

3 巧用银行卡,省钱又赚钱

冯刚是河南省周口市的一名退休警官,退休后因为生活需要办了很多不同用途的银行卡,拥有这些银行卡后冯警官的生活是方便了很多,但是他发现自己平时只是用银行卡取钱、缴费,除此之外什么都不做,可还是莫名其妙地损失了一些钱。他仔细一查才发现,原来自己手里的那些银行卡都是收费的,这其中就包括小额账户管理费、银行卡年费、异地取款费、跨行取款费等一系列名目繁多的费用。因此,他发现自己办理的银行卡越多,自己的额外支出也就越多,这让他很烦恼。

现实生活中像冯警官这样拥有众多银行卡的老警官不在少数,为了生活的方便办了很多银行卡,平常只是用来取钱、缴费,别的什么也不做。这样一来不但会给自己造成很多不必要的额外支出,而且还会白白地损失一些生钱赚钱的机会。其实我们手中的银行卡除了能够取钱、缴费之外,还具有很多不同的功能,如果使用得当,那么您不仅可以享受更

多的便捷,还可以帮您省钱甚至是赚钱,帮助您更好地理财。

(1)先给自己的银行卡减肥

现在许多银行卡都逐步开办了“一卡通”的业务,一张银行卡就可以完成取款、转账、缴费、消费等项目。既然一张卡就能够充分满足我们的要求,那么我们还要那么多卡做什么呢? 如果您拥有了多张不同银行的银行卡,那么不仅自己手头的资金会分散,在需要换卡和进行挂失时,更是需要花费时间和精力。因此,老警官可以结合自身的实际情况,选择一家离自己的住所或是亲人的工作地点比较近的银行办理银行卡。如果您想要消费和取款方便,那么最好是选择四大国有银行(中行、工行、建行、农行)办理银行卡,因为这些银行的营业网点比较多,取款比较方便,就算您到了中小城市,也不用担心跨行取款的问题。如果您追求低廉的费用,那就可以考虑股份制银行(如中信、光大、民生、招商),这些银行或者是不收取开卡费和年费,或者是有一定的优惠,有的银行甚至在异地取款时还能免收手续费。

特别提醒:通常来说老警官拥有三张银行卡就可以了,它们分别是日常消费卡、投资卡和资金累积卡。

(2)用信用卡进行日常性、季节性消费

老警官在进行日常消费时可以办理一张信用卡(贷记卡),信用卡具有的透支功能可以让您享受先消费后还款的便利。同时用信用卡去购物,还可以积累积分,有机会获得一些意外的惊喜。除此之外,积累的积分还可以抵减年费。银行为了鼓励消费者刷卡消费,通常都会规定刷卡多少次之后就可以免去年费,也可以用自己的积分去抵减年费。有的银行甚至规定刷卡够一定次数后不但可以免年费,还可以按照年费的160%返还给客户现金奖励,这样一来刷卡不仅可以省钱,还可以赚钱。但是老警官在使用用于日常消费的信用卡时,一定要记住免息还款期,同时也要记住,不要往这张信用卡里存钱,因为这样做是没有利息的,而且支取现金时还要付费。

除了拿信用卡进行日常消费外，还可以进行季节性消费。季节性的商品旺季和淡季的价格通常相差很大，拿空调来说，它在旺季时的价格和淡季时的价格就相差20%，可是旺季与淡季的时间只相差3到4个月。如果老警官在空调淡季时用信用卡买了一台空调，那么只需要承担4个月的贷款利息6.10%（国家规定六个月以内含六个月的商业贷款年利率是6.10%，截至2012年5月5日），这样在淡季用信用卡贷款买空调时就可以节省下大约14%的费用。但我们需要注意，在用信用卡进行超前消费的时候，应该考虑自己的还款能力。

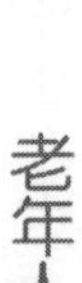

特别提醒：贷记卡作为银行卡的一种，通常被称为信用卡，是指发卡银行给予持卡人一定的信用额度，持卡人可以在信用额度内先消费后还款的信用卡。它可以先消费后还款，还享有免息缴款期（最长可达56天），并设定有最低还款额，客户出现透支时可以自主分期付款。

(3)利用信用卡进行短期投资赚钱

如果老警官发现一项短期投资有良好的回报时，就可以利用信用卡贷款功能去赚钱。基金应该是老警官最容易上手的投资理财工具，如果用信用卡定期定额购买基金，那就可以享受先投资后付款以及红利积点的优惠。在基金扣款日刷卡买基金，到信用卡结账日才缴款，老警官不但可以从中赚取利息，而且如果基金的运作情况良好，基金的净值上涨，那就等于说还没有付出成本就已经得到了报酬。除此之外，还可以利用银行卡（储蓄卡）进行人民币理财、购买信托产品，也可以申请开通综合理财账户。这样储蓄卡里的资金超过一定额度，就会自动转成定期存款或是通知存款。老警官在取款或是消费时，银行系统会自动地支取活期存款或者是损失最小的定期存款，从而让储蓄卡里的资金实现收益最大化。

特别提醒：红利积点，具体来说就是消费的金额可以积累一定的积分，这些积分也可以换取一定的商品或是得到一定的优惠。

储蓄卡是银行卡的一种，通常被称为借记卡。可以在网络或是POS

机消费,也可以在自动取款机上转账和提款。进行消费或是提款时资金直接从储蓄账户划出。这种卡不能透支,卡内的金额按活期存款利率计算利息。

(4)带着信用卡出国、留学

老警官出国旅游或是有子女要到国外留学时可以带上信用卡,因为它不管是在国内还是国外都不需要支付手续费,还可以免去现金汇兑的损失。现在一般的国际信用卡都是以美元为存储货币的,如果在国外用现金进行消费,那就要把自己所带的人民币换成美元,再把美元换成当地的货币,经过两次转换后您实际的成本就增加了1%左右,可是如果直接刷卡消费那就不会存在现金兑换这个问题了。因此,您如果经常到国外旅游,或是有子女在国外留学,那就最好办一张国际信用卡,这样时间一长,就可以省下来一笔可观的手续费。

特别提醒:国际信用卡是一种银行联合国际信用卡组织签发给那些资信良好的人士并可以在全球范围内进行透支消费的银行卡。

(5)用足信用卡的免息还款期

信用卡的最大的一个优点就是可以享受免息还款。老警官在银行规定的信用额度内进行透支消费,从消费的那一天起到银行规定的到期还款日为免息还款期。老警官可以享受最短20天,最长56天的免透支利息待遇。到期还款日之前偿还全部透支款的,不需要支付消费透支利息。这就好像是向银行借了一笔可以随借随还的短期无息贷款,还省掉了一些烦琐的还款手续,既实惠又方便。

需要注意的是,老警官在消费透支一定额度后应该尽量准时偿还透支款。因为银行有规定,免息还款期内还款不收利息,但是到期后如果仍然没有还款,那就要按每天万分之五的利率计算透支利息。为了及时掌握自己的账户情况,避免被银行扣收罚息,老警官可以开通银行卡的短信提醒服务,及时地获知存取款、转账、刷卡消费等相关信息。

(6)用信用卡消费获得更多增值服务

现在有些银行规定持信用卡消费就可以享受折扣优惠,他们推出了很多积分有礼,积分换年费的活动。比如说某些信用卡在商场、餐厅、酒店消费可以获得折扣上的优惠,这比用现金消费更经济实惠。

4 外汇储蓄有技巧

褚正是河北省石家庄市的一名退休警官,退休在家后经老朋友介绍想去投资外汇,复杂的外汇投资他也不懂,就只想做外汇储蓄,可是他并不了解其中的技巧,最近正想找一个了解外汇储蓄知识的人好好地了解一下。

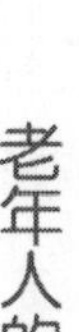

生活中像褚警官这样对外汇储蓄不甚了解的警官还有很多,我们现在就来为老警官们介绍一下外汇储蓄方面的技巧。

我们首先要弄明白的是,外汇储蓄又被称为“外汇存款”或是“外币存款”,它是外汇银行经营的一种主要业务,是单位或者个人将其所有的外汇资金在我国境内办理的以外国货币做计量单位的存款,这种存款可以随时支取或是约定限期支取。

目前,我国的外汇存款主要分为定期外汇存款和活期外汇存款。定期外汇存款是采取整存整取的方式,个人将外汇存入银行时,由银行根据存款的具体数额给存户一张记名式存单作为取款凭证,存户在存款到期后凭借凭证支取本金和利息。活期外汇存款就是个人拿着存折和存取款凭条任意存取。

特别提醒:中国银行外币储蓄存款的币种主要包括:美元、港币、英镑、欧元、日元、加拿大元、澳大利亚元、瑞士法郎和新加坡元。

外汇储蓄的存期有活期、7 天通知、一个月、三个月、六个月、一年、两年 7 个档次。

外币活期储蓄存款在存入期间遇利率调整,按结息日挂牌公告的活期储蓄存款利率计付利息。外币储蓄定期储蓄存款按照存入日银行挂牌公布的利率计息,存期内如遇利率调整,按照存入日原定利率计息。

外汇储蓄的开户起存金额是 100 元人民币的等值外币，活期存款、定期存款都一样。

如果老警官想要从外汇储蓄账户中提取现钞，那么当日累计等值 1 万美元以下（含 1 万美元）的，可以直接在银行办理，如果超过了 1 万美元那就必须拿着本人的有效身份证件、提钞用途证明等材料向银行所在地的外汇局报备。银行凭本人有效身份证件和经外汇局签章的《提取外币现钞备案表》为您办理提取外币现钞手续。等值 1 万美元及以上的外币现金取款，应该至少提前一天通知银行，以便让银行作好准备。

如果老警官在储蓄柜台存入外币现钞，那么当日累计等值 5000 美元以下（含 5000 美元）的，可以在银行直接办理；超过上述金额的，凭本人有效身份证件、经海关签章的《中华人民共和国海关进境旅客行李物品申报单》或本人原存款银行的外币现钞提取单据在银行办理。

外汇储蓄存款的收益主要来源于两个部分，一部分是存入和支取时不同的汇率所带来的汇差收入，另一部分是储蓄本身所带来的利息收入。因此老警官进行外币储蓄要想获得更多的利益，币种和存期是两个非常关键的问题。现在我们就围绕着币种和存期简单谈谈外汇储蓄的技巧。

（1）选择好币种

首先应该选择硬货币，通常硬货币的波动不太频繁而且幅度也不大，就算要走软也会是逐步下跌。这样一来，老警官自然有时间做出相应的调整。硬货币有发行国雄厚的国力作为后盾，要想东山再起并不是什么难事。老警官在对自己所持有的外汇进行小幅调整时可以多观望一会儿，这样就能避免不必要的损失。其次尽量让自己所持有的外汇币种多元化，不要把鸡蛋放在一个篮子里。就算您持有的外汇此降彼升，那么您最终也能将风险对冲掉，实现可观的收益。考虑到现在美元的汇率疲软，利率下调，抱着“存美元比其他外币好”这一念头的老警官一定要转变这种观念。从现在的情况来看，美元汇率在短期内不会走强，老警官可以考虑投资英镑和欧元。但是为了避免“汇率贴水”造成的损失，提醒老警官千万不要冲动地将现在所拥有的美元全都兑换成其他强势货币。应该再观望一下，因为美元有美国强大的经济实力作为后盾，美元汇率的走强也是可待的。除了要选择硬货币外，还要选择高利率的币种，这样可以获得更多的利息收入。

特别提醒：根据外汇买卖的交割时间，可以把汇率分为即期汇率和远期汇率两种。在远期汇率比即期汇率高的情况下，称之为“升水”；如果远期汇率比即期汇率低，称为“贴水”。

(2)巧妙使用外汇账户

当老警官收到境外汇款时，最好是先直接存入现汇账户，当需要使用现钞时，那么就用多少取多少，不要轻易地将“现汇账户”的钱转入“现钞账户”，因为“现钞账户”不管是汇出境外，还是兑换成人民币，经办行都会收取一定金额的手续费，而“现汇账户”一般不收或少收手续费。

(3)怎样选择存期

老警官在选择存期时，应该先看一下近期的外汇利率走势。通常来说，利率水平处于高点时应选择两年期的长期外汇储蓄，利率水平相对稳定时可以选择一年期的中期储蓄，而利率水平异常波动或变化趋势不明显时，应该选择三个月或者半年期的短期储蓄以观望。存款到期后，老警官一定要及时转存，否则逾期部分按活期利率计算，那您就会损失很多利息收入。此外，老警官还应该结合汇率变化情况来选择存期。对于那些汇率变动比较频繁的币种应尽量选择较短的存期。持有较大数额外币的老警官不应该将一笔存款储蓄较长时间，应该将存款分成数额不等的几笔并存储不同期限，以减少或避免利息或汇价的损失。可以一部分存长期，一部分存短期，一旦利率发生变化，也能及时应变，随时作出调整。如果老警官是以保值而并非以盈利为目标的话，那么就应该将存款期间选择 1 个月，最长不超过 3 个月。

老警官如果在短期内不会动用外汇存款，那么就应该将存期存长些，否则则以短期为好。这样做既可以满足临时支付的需要，又能享受到定期利率的收益，不至于让利息损失过多。

(4)尽量减少币种兑换

在存储期限内如果遇到利率提升和汇率变动的情况，老警官千万不要冲动地在存款还未到期前提前支取后进行转存，或者是转换为其他货币进行存储，而是应该先计算一下转存后所得到的利差和汇差收益是否高于提前支取后原存期的利息损失，之后再决定是否需要转存，尽量减少币种的兑换；另一方面，银行对外币与本币之间、外币与外币之间的兑换要收取一定比例的兑换费用，并且银行在兑换时按“现钞买入价”收进，而不是按“外汇卖出价”兑换，前者要低于后者，老警官将会有一定的损失，所以应该尽量减少兑换次数。另外，我国的现实仍然是外币换本币容易，本币换外币难，轻易不要将外币兑换成人民币。

(5)关注银行最新优惠

根据央行对外币储蓄利率的相关规定，各家银行对于多种外币定期储蓄利率拥有比较大的决定权，在央行规定的上限范围内，各家银行可以自由地决定短期外币定期储蓄和2年期小额外币存款的利率水平。出于自身业务发展的需要，不同银行相同币种的储蓄利率相差悬殊，很多银行会不定期地推出各种优惠。因此，老警官们应该经常关注各家银行推出的优惠活动，这样才能及时地改变自己的投资策略，获得更多的收益。

银行理财金可关注

1 理财产品与其他投资的区别

魏长民是陕西省西安市的一名退休警官，以前到银行时办理的最多的业务就是存钱取钱，别的什么也不做。因为他觉得银行除了可以存钱取钱外，也没有什么别的业务。直到有一次，他又去银行存钱，银行的工作人员向他推荐几款理财产品，还给了他一些资料让他回家慢慢看。魏警官觉得多学点东西也没有什么坏处，就把资料拿回了家慢慢研究。经过仔细的研究，他觉得其中有一款理财产品挺适合自己的，就想买一点，可他还是不放心，就又向在银行工作的侄女询问了一些关于银行理财产品的情况，结果侄女也支持他购买。于是他就听从侄女的建议，购买了一款理财产品。目前收益还不错，让他很高兴。

生活中像魏警官这样对银行的理财产品不甚了解的老警官大有人在，现在我们就来简单介绍一下银行的理财产品以及与其他投资的区别。

银行理财产品是各商业银行在对潜在的目标客户群进行分析研究的基础上，针对特定的目标客户群开发设计并进行销售的资金投资和管理计划。在这种投资方式中，银行只接受客户的授权管理金，投资所产生的收益和风险由客户或是客户与银行按照事先约定好的方式承担。

通常根据本金与收益是否能得到保证，银行的理财产品具体分为保本固定收益产品、保本浮动收益产品和非保本浮动收益产品三类。保本型理财产品在保证本金安全的基础上，会尽可能地增加收益。不过这类产品的投资风格比较保守，收益通常都不高，比较适合投资方式相对保守的老警官。这里所说的固定收益是指按照银行和客户约定好的收益率来计算收益。如果银行的收益高于和客户约定的收益率，那么高出的那部分就归银行所有。浮动收益类产品则是根据该产品到期后的收益来计算收益率，收益率可能会比较高，但是也可能会比较低，具有很大的不确定性，通常不适合老警官。

银行理财产品从本质上来说是金融理财产品，在很多方面都和传统的投资不同，而且它的投资门槛也比较高，通常为 5 万元起。因此老警官在考虑购买时，应该先对自己的财务状况、风险偏好、风险承受能力和预期收益、资金流动需求等方面有一个深入的了解，这样才能更好地选择适合自己的产品。

银行理财产品的特点就是产品丰富、风险低、期限灵活、币种多，购买还很方便。对于老警官来说，只需要到银行柜台去办理一定的手续，就可以购买适合自己的理财产品了，和银行储蓄一样方便。况且老警官购买银行理财产品也并不需要拥有高深的投资知识，只需要挑选一个适合自己的产品就可以了。

从投资风险上来说，银行理财产品中的保本固定收益产品几乎没有风险，和国债、银行储蓄一样，而且有的产品收益率还高过国债和银行储蓄存款。

银行理财产品与保险相比，它们都是老警官投资生活的必需品，可保险侧重的是服务和保障，而理财产品强调的是理财和投资。它作为银行储蓄的替代投资品，最大的功能就是发挥存款的效用并让资产在安全的前提下实现增值。另外，它是一次性购入，到期后再结账，而保险是分批购入，对家庭的现金流动性要求比较高，需要老警官拥有持续性的购买保险的现金收入。

与基金相比，基金从本质上来说是投资行为，适合对风险较为偏好的投资者，要求投资者拥有比较高的抗风险能力，能够承受一定的投资损失。购买银行理财产品的根本目的是让资产保值，更强调本金的安全性。

就算是和债券型基金相比，银行理财产品因为拥有预期的固定收益，而且还事先设定了最高预期收益和最低预期收益，这就让它几乎不存在风险，这是债券型基金没有办法比拟的。可从赎回机制上来看，基金比银行理财产品更加方便。

与债券相比，银行理财产品具有更多的便捷性和多样性，而且债券还比银行理财产品承担更多的利率风险。不仅如此，它的收益率也比债券高。

2 短期理财看清收益和风险

蒋建国是陕西省宝鸡市的一名退休警官，从 2009 年起他就开始关注银行的理财产品，开始时他购买的都是一些中长期的理财产品，收益还算不错。可是一次他到银行购买理财产品时，发现中长期的理财产品几乎都没了，剩下的都是一些 3 个月到一天不等的短期理财产品。这让蒋警官感到很不解，就向银行的工作人员询问情况。银行的工作人员告诉他，最近社会融资成本、市场资金利率都处于上升的趋势，而且还很有可能会加息，这样银行理财的收益就会随之上涨，因此不建议客户持有太长期限的产品，而应该增加产品的流动性以应对市场变化。蒋警官听人家这么一说，也觉得挺有道理，可还是没有轻易购买他们所说的短期理财产品，决定向熟人咨询之后再作打算。

蒋警官遇到的情况相信很多人都遇到过，从 2011 年开始，各个商业银行推出的短期理财产品越来越丰富，从 3 个月到一天应有尽有，呈现出一派兴旺景象。为什么短期理财产品会这么火呢？由于股市动荡，很多投资者都处在观望之中，所以银行才会推出短期理财产品来满足投资者灵活安排、调整投资机会的资金需求。

短期理财产品通常投资债券、货币市场、票据等风险相对偏低的领域，而且因为期限短而变得非常灵活，方便投资者调动资金。况且它的预期收益率又比活期存款相对高很多，因此它受到了广大投资者的青睐。

可这并不代表它就能确保收益，也不能代表它就完全没有风险，因此老警官在投资短期理财产品时一定要先看清收益和风险。

第一，老警官应该关注预期收益率。由于投资范围不同，不同产品的预期收益率相差比较大。就算是同类型的产品，不同银行的预期收益率也不同，因此老警官要经过多方咨询后再作出选择。对于产品说明书上提到的收益率，千万不要盲目相信。说明书上提到的收益率大都是预期收益，并不是实际的收益率。从以往银行理财产品的具体表现来看，预期最高收益率与实际收益率相符的概率并不大。因此，老警官需要提前作好心理准备。

第二，应该特别留意短期理财产品的申购、赎回费率。还要弄清楚产品的投资渠道和投资方向，千万不要选择那些存在很大市场风险的产品。

第三，要仔细研究产品说明书，尤其是说明书上的风险提示，老警官更是不能不看。理财产品和存款并不一样，还是有一定风险的。但是通常一些理财产品的风险提示会用比较小的字体和更浅的颜色，在产品说明书不起眼的角落出现，让投资人不容易发现。因此老警官在阅读理财产品的说明书时，最好先看看结尾部分，因为大多数的风险提示都会出现在这里。还要注意认真看一下不起眼的小字，通常产品潜在的风险和可能会发生的亏损都会隐藏在小字说明里。因此，老警官一定要对说明书上的内容认真全部阅读后，再去考虑是否购买。另外，如果老警官对资金流动性的要求比较高的话，那就还应该考虑产品期限以及资金到账的间隔。除此之外，老警官一定要先弄清楚自己想要购买的理财产品是否保本，建议投资比较保守的老警官选择保本型的理财产品。

第四，要经常关注银行公布的信息。通常一个运作周期结束后，银行会自动为客户投资下一个周期。由于现在利息调整的空间一直存在，因此很多理财产品都有收益率调整条款，如果央行升息或是降息，产品的收益率也会随之升高或是调低。因此老警官要经常留意相关信息，随时作出投资调整。

第五，不要被产品的名字所迷惑。有些理财产品为了达到更好的宣传效果，通常会取一个容易为投资者接受的名字，用这样的方法迷惑投资者。但是等到因为产品而出现争执时，银行就会拿出合同文本为自己撇清责任。比如说结构性存款理财产品其实和存款一点关系都没有，它是让存款人在承受一定风险的基础上获得更高收益的外汇存款，因此其并不具备本金无忧的特点。

第六,应该问清楚计息时间。老警官购买短期理财产品,一定要注意“时间成本”。假设您购买了一款7天理财期的产品,那么您从购买产品到最终获得收益基本要花掉14天左右。因为一般的银行理财产品都有募集期、起息日、到期日和支付日这几个关键时间段。募集期一般是3~5天,这期间您的申购资金会被冻结,但没有开始计息。产品运作结束后,也不是第一时间“连本带息”返回到您的账户。目前,大多数银行规定,到账日为产品结束后的3个工作日,遇到周末或其他法定节假日还要顺延。也就是说实际上7天的银行理财产品,资金占用实际天数是14天左右。而计息期只有7天,剩下的7天左右都是活期计息(仅部分银行执行),甚至是无息。实际收益差不多减少了一半。因此,老警官在购买理财产品时一定要问清楚实际的计息时间。

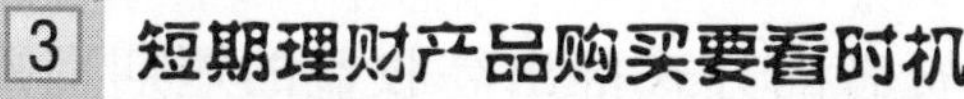

3 短期理财产品购买要看时机

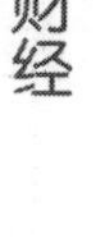

沈峰是天津市的一名退休警官,最近他听说银行的短期理财产品比较火,在朋友的劝说下他也打算到银行购买一些短期理财产品。他把这件事告诉了在银行工作的女婿,向他征求意见,女婿告诉他购买短期理财产品要选对时机,不能盲目购买,让他认真看看后再作决定。

沈警官想要购买短期理财产品时,女婿让他看准时机再购买,那么什么时候是购买短期理财产品的最佳时机呢?

第一,应该是国家紧缩银根,银行资金全面紧张的时候,这个时候银行为了有效地利用客户资源大力吸收资金,就一定会推出收益高、期限短的理财产品来吸引顾客。老警官在这个时候去购买银行理财产品无疑是非常合适的。

第二,央行不断提高存款利率和国家经济处于通货膨胀时。存款利率如果处在上升的状态中,那么银行短期理财产品的收益率就会不断提高，这个时候老警官购买银行理财产品当然也很合适。

第三，在原有的理财产品到期后和新的理财产品成立前，通常都会有几天的“空档期”。这段“空档期”通常以活期存款利率计算利息，这个时候老警官可以购买每日开放赎回的理财产品，这样不仅能选择较高收益的产品，还能够大大提高资金的流动性。

第四，在理财产品发售期的最后一天购买。理财产品都有一个发售期（即募集期），人民币理财产品的发售期通常是一周左右。按照银行理财产品的协议规定，投资人在理财产品开始发售后的第一天购买和最后一天购买是没有任何本质区别的，但是在发售期内投资者的资金是不计算利息的。因此等到发售期的最后一天购买，可以有效地避免利息损失，有效地利用资金。需要注意的是，如果理财产品是有一定的发行额度的，那老警官就要注意它的发行额度，如果发行额度已满，您就会丧失这次投资机会。

第五，选择在月末、季末或是年末。因为这三个时间点银行的吸存压力会加大，就会纷纷通过让利给投资者的方式推出高收益的短期理财产品来吸引客户投资。

适当投资基金有门道

1 老年人选择哪种类型基金最稳定

杨天华是重庆市的一名退休警官，退休后迷上了投资基金，一有时间就往银行跑，他最怕的就是基金的净值下跌，怕自己一辈子的积蓄损失掉。儿子看他这个样子就到银行咨询，想问一下哪个类型的基金最适合老年人，结果银行的工作人员告诉他，老年人购买货币型基金最合适也最稳定。

上面的事例中提到货币型基金最适合老年人投资，那么我们现在就来为大家详细介绍一下货币型基金。

货币型基金是一种保本型的基金，也是一种开放式基金，属于货币市场，主要投资于债券、央行票据、回购等安全性非常高的短期金融品种，因此又被称为"准储蓄产品"，它的主要特征是"本金无忧、活期便利、定期收益、每日记收益、按月分红利"。它的流动性仅次于银行活期储蓄存款，每天计算收益，通常一个月把收益转成基金份额。收益率比一年定期存款高，而且所得的利息还免税。它在基金单位的资产净值是固定不变的，通常每个基金单位是一块钱，不会贬值也不会升值。退休老警官可以利用投资收益进行再投资，这样投资收益就会不断地进行累积，让自己所拥有的基金份额得到增加。假如说一个老警官拿出1000元投资某个货币型基金，就可以拥有1000个基金单位，1年之后如果投资收益是7%（其价格通常只受市场利率影响），那么老警官就能多得到70个基金单位，价值1070元。另外它的流动性好、安全性高，投资者可以不受日期限制，随时可以根据需要转让自己手中的基金单位，套取现金。它的投资成本也很低，通常它还不收取赎回的费用，管理费也比较低。因此它非常适合追求低风险、高流动性、稳定收益的老警官。

2 借助评级机构选好基金

朱华东是南京市的一名退休警官，最近正在为该选择投资哪些基金而发愁，因为他对基金投资知识懂的不多，因此不敢贸然行动。向儿子征求意见，儿子也不懂，就建议他上银行问问。结果银行的工作人员也不敢给他什么确切的建议，只是告诉他可以参考一下国内的基金评级机构对基金的评级和总体的评价，然后再作出决定。

其实银行的工作人员给朱警官的建议还是很不错的，因为现在国内的基金品种和数量正在迅速增加,基金管理公司的数量也不断上涨。在这样的情况下,独立的基金评级机构的意见就显得非常珍贵,广大的老警官可以将科学权威的基金评级作为选择基金时的重要参考。

那么我们具体应该怎样借助基金评级机构去选择适合自己的基金呢?

第一,应该优先考虑比较权威的评级机构。从目前的情况来看,国内的银河证券基金研究中心、国际专业基金评级机构,如已经在国内建立分支机构的晨星、理柏等都是老警官参考的首选。

第二,基金的星号非常重要,但是在注重基金星号的同时还要留意基金风险。通常来说,一只基金星号的多少确实能够在一定程度上反映出基金成立以来的业绩状况。同样的运作年份,高星级基金的业绩必然比低星级的同类基金高。但是要注意星号多的基金不一定就是低风险的基金,因为一只五星级的基金很可能就是高收益与高风险并存的基金。建议保守型的老警官除了要注意基金的星号多少之外,还一定要注意该基金的波动风险是否已经超出了自己的风险承受能力。

第三,老警官一定要明白,基金评级是以基金过去的绩效作为评价基础的,不可以把现在的评级和未来的表现划等号。评级机构在给基金评级时采用的数据通常都是基金过去的表现,反映的是基金过去的投资业绩,并不代表将来,并不是未来获利的保证。就算现在精心挑选了一只在好几个权威的评级机构都有五颗星的基金来投资,仍然不可能绝对保证这只基金的收益就一定会超过目前评级比它低的基金。

第四,老警官还要明白,基金星号只是针对同类型基金的比较,因此不同类型的基金是不能单纯用星号来比较孰优孰劣的,这一点老警官要特别注意。比如说拿一只五颗星的股票基金和一只四颗星的债券基金相比就不太适合,因为股票基金和债券基金的风险收益特征本来就有很大区别。

第五,老警官在选择投资基金时还要特别注意了解基金经理的情况。因为基金经理是具体运作基金的人,他的投资决策对基金的收益有着至关重要的影响。因此老警官在购买基金之前可以在评级机构的网站上了解基金经理的相关资料，了解他的专业背景、投资阅历、投资风格和以往的投资业绩等情况，选择一个自己信任的基金经理。

第六，要了解基金的投资取向是否适合自己，特别是对那些没有运作历史的新基金公司所发行的产品更要注意观察。基金的不同投资取向代表了基金未来的风险、收益程度，因此应选择适合自己风险收益偏好的基金。

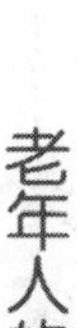

3 组合式基金定投风险低

许文锟是辽宁省沈阳市的一名退休警官，最近去银行购买基金时工作人员向他推介一种组合式基金，说这种基金投资风险比较低，适合退休的老人，随后又拿出一些资料给他，让他回家认真研究一下。许警官回家将资料认真研究后，发现这种组合式基金真的还不错，挺适合像自己这样的退休老警官，于是就通知几个老同事一起买，结果他们都获得了一定的收益。

上面提到的组合式基金（英文简称是 FOF）从狭义上来说是一种专门投资于其他证券投资基金的基金，可以说是基金的基金。它并不直接投资股票和债券，它的投资范围只局限于基金，通过持有其他证券投资基金而间接地持有股票、债券等资产。它是结合基金产品创新和销售渠道创新的一种新基金。

组合式基金将好几种基金捆绑在一起，老警官投资组合式基金就等于同时投资了多种基金，这样一来就会让自己的投资成本大大降低。它在销售方面完全采用基金的法律形式，按照基金的正规运作模式进行操作，因此它是一种可以长期投资的金融工具。

组合式基金的最大特点就是投资风险比较低，非常适合重视本金安全的老警官。对于对基金了解不深或是刚刚接触基金的老警官来说，面对市场上几百种差别各异的基金，挑选的难度和风险都不小，有时候为了规避风险，老警官总想什么类型的基金都买一点儿。其实组合式基金就是帮助老警官购买“一篮子基金”的基金，通过专家对基金进行二次精选，组合式基金就具有了有效降低非系统风险的特点。

由于组合式基金并不可能全部投资股票型基金，肯定还需要配置一部分货币或是债券型基金，因此收益肯定没有股票型基金的收益高，但是它的收益却高于其他基金，同时有效控制了投资风险。

另外，它的起购金额通常都是 10 万元，而且并不是每天都可以交易，不同的券商有不同的开放时间，有的是一个季度开放一周，有的是一个星期开放一天，其他时间则没有办法进行买卖。因此，老警官应该根据自己的具体情况去选择适合自己的组合式基金，千万不能影响生活。老警官还要注意，购买组合式基金要付出双重费用。

这样看来和正规的基金相比，组合式基金并没有绝对的优势。不过它却是投资基金的新手和没有时间打理投资组合以及追求低投资风险的投资者的首选，当然也非常适合退休的老警官。

只要老警官能够用基金定投的方式去投资组合式基金，那么就能在保证本金安全的基础上获得稳定的收益。

另一种形式的组合式基金——伞形基金。伞形基金是基金的一种组合形式，具体来说就是一只母基金之下再设立若干个子基金，各个子基金根据不同的投资方针和投资目标进行独立的投资决策。最大的特点是几只子基金之间能够享受到免费或者低费用的转换优惠政策，很适合希望获得稳定收益的老警官。

4 购买、赎回基金需挑选时机

何家华是吉林省长春市的一名退休警官，最近他正在被一件事情困扰着。原来他退休后听从家人的建议打算投资基金，经过一段时间的准备后也看准几只适合自己的基金,可是他却不知道该选择什么时机购买和赎回最有利,于是就向朋友咨询,可是身边的朋友也无法回答这个问题。何警官不得不暂缓自己投资基金的活动。

生活中像何警官这样不知道该在什么时机购买和赎回基金的老警官还有很多,我们今天就对这个问题进行详细的解答。

(1)购买的最佳时机

对于购买时机的选择有一个总的原则:应该在股票市场低迷,投资人普遍悲观,基金下跌时买入,因为在市场连续跌落时,基金净值的跌幅也会比较大,这个时候购买的基金是按照收盘后的基金净值来计算,在这样的情况下买入的基金价钱就比较低。当然这个原则的前提是基金净值的下跌是因为市场风险引起的,如果基金净值的下跌超过了同类基金的平均水平,那么就不用再考虑了。

除了遵循这个大原则外,老警官还应该注意一些细节问题:

第一,要根据经济循环周期去判断买入点。通常来说在经济周期衰退至谷底到逐渐复苏这段时间,投资股票型基金最为合适。如果经济处于下调阶段,那就应该增加债券型基金、货币型基金等低风险基金的投资比重。

第二,要根据基金募集的热度。当基金发展进入平淡期,募集困难时,老警官可以抓紧时机购买,不但基金的价格低,而且升值的空间还很大。

第三,注意基金营销的优惠活动。很多基金公司在基金首发募集或是持续营销活动期间,通常都会推出一些优惠活动。他们会推出业绩优良的基金,老警官在这个时候购买,不但安全而且还能享受优惠。

第四,老警官在购买基金时还要注意摆脱基金净值的误区。基金净值的高低和基金是否容易上涨并没有直接关系,只要基金投资组合调整得当,基金净值就可以不断上涨。

(2)最佳的赎回时机

基金赎回具体来说就是将基金卖出去,套取现金。赎回基金的根本原则是:在基金市场人气高涨,一片欢乐气氛,股指屡创新高时,老警官应该果断地将基金卖出套现,千万不要贪心。除此之外还应该注意以下几个细节问题:

第一,清楚个人的理财目标之后再赎回。如果老警官因为市场的一时波动而冲动地将基金赎回,可是资金赎回后却不知道该如何运用,只能放在银行里而失去股市持续上涨带来的好机会,那将是一件非常遗憾的事。因此在赎回基金之前一定要想好赎回后怎样运用,否则就先不要赎回。

第二,确定手中资金的投资期限。如果老警官投入的资金需要在一段时间后套取现金,那么至少应该在半年之前就密切关注市场时点,选择最佳的赎回时机。还可以将手里的基金全部转成低风险的货币基金和债券基金,这样就可以避免以后需要用钱时碰上低迷的股市,最终只能忍痛割肉出局。

第三,调整自己对投资回报的预期。在选择购买基金前,老警官都会有一定的收益预期。现在市场已经进入微利时代,资金的回报通常达到10%到20%就很不错了,老警官在自己的获利达到这个程度时就可以果断赎回。

第四,赎回时可以考虑分批赎回或是转换成固定收益型基金。如果老警官急需用钱,而且市场已经处于高位,自己又没有办法判断市场以后的方向,那最好先赎回一部分资金,其余的部分资金可以等形势进一步明朗后再作决定。如果老警官不急需用钱,纯粹是想求个心安,那就可以将手上的基金全部转成固定收益类型的基金,等到市场出现更好的机会时再转回股票型基金。

5 老年人买基金:抢新不如买旧

吕文杰是黑龙江省哈尔滨市的一名退休警官,退休后开始投资基金,刚开始的时候购买的是银行的工作人员推荐的几只基金,后来当他慢慢地掌握了一些投资基金的知识后就开始投资新基金，每当有新基金发行，他都会舍弃以前买的基金去购买新基金。他把自己手上的基金换来换去，一段时间之后他不仅没有获得收益，反而还损失了几千元的手续费。在银行工作的外孙了解到这个情况后，就劝他不要频繁地投资新基金，应该坚持长期投资开始时购买的那些“旧”基金，抢新不如买旧。

吕警官的外孙给吕警官提出了老年人投资基金应该遵循的一条基本原则：抢新不如买旧，老警官在实际投资基金的过程中一定要认真遵守。

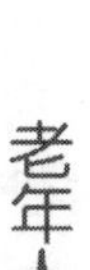

因为和新基金相比，老基金的业绩有详细的历史数据可供参考，而且基金的业绩具有持续性，以往的业绩肯定会对将来的业绩产生比较大的影响。

老警官对于“旧”基金比较熟悉，这样就方便操作，可是对于新基金而言，老警官可以说是一片空白。贸然去操作自己不熟悉的东西，失败的几率就会增大，因此还不如去操作自己已经非常熟悉的基金，这样就算收益率不会很高，但也总还能保证本金的安全。

另外进行基金投资时如果频繁地转换基金，那么除了会额外负担很多手续费外，还没有办法得到稳定的高收益，因为任何投资都是期限越长，收益越高，基金当然也是这样。

老警官投资基金绝对不能朝三暮四，不要忙于去寻找所谓的新基金好基金，而不去考虑投资的风险，不停地在基金市场进进出出，这样的投资方式不仅没有办法实现长期积累的复利效益，反而会增加申购费、赎回费等投资成本，影响到老警官投资目标的实现和远期收益的获得。因此老警官一旦确定了自己要投资的基金，那就要尽量避免投资的变动。就算是真的要换，也一定要经过认真的考虑，分析自己的风险承受能力和所选择基金的中长期业绩、投资风格等多方面的情况，千万不要轻举妄动。频繁地更换是不会给您带来好的收益的。

房产投资可以成为养老稳定收入来源

1 以房养老晚年无忧

张伟是河北省邢台市的一名退休警官，现在拥有一套160平方米的自有住房，房屋有八成新，地理位置优越。他退休后看到儿子的生活负担很重，就不忍心再让儿子负担自己的生活费用，可是自己平时的退休金也不算多，怎么样才能让自己的晚年过得无忧无虑呢？他一直在思考这个问题。后来他听说银行有一种"住房反向抵押贷款"，可以让自己的晚年过得无忧无虑。在征求儿子的意见后，他高高兴兴地到银行办理了"住房反向抵押贷款"。

"住房反向抵押贷款"也被称为"以房养老"或是"倒按揭"，具体是指老警官将自己的产权房抵押给银行、保险公司等金融机构或者是出租出去，以定期取得一定数额的养老金或者接受老年公寓服务的一种养老方式。

如果单从理财产品的功能效用上来讲，这种方式的确适应了一批老年人的需要。因为现在我国已经进入老龄化社会，一个独生子女至少要赡养4个老人，负担很重。城市里的老人辛苦了一辈子，几乎将自己的所有财富都投资在了房子上，但是拥有房子的老年生活却并不轻松。如果退休金不高的话，日子就会过得紧张。房子虽然价值数十万、上百万，但是因为要自己居住，所以没有办法出售或是出租。

在这样的情况下，"以房养老"这种方式不但可以增加老年人的收入和可变现资产，提高老年人的生活质量，同时还能让更多的老人自力更生，大大减轻国家和子女的负担。

需要强调的是，这种养老方式尤其适合有独立产权房的、没有直接继承人的、中低收入水平的城市老人。

2 投资房产十要诀

孔慧道是河南省南阳市的一名退休警官，因为家里的经济条件比较好，所以最近决定拿出一部分积蓄去投资房产。可是，他对于房地产是一窍不通，因此在开始行动前，多方面向亲戚朋友打听投资房产的诀窍，想做到有备无患。

孔警官向亲戚朋友打听投资房产的诀窍，相信生活中有不少退休的老警官也像他这样想了解这方面的情况。那我们现在就为老警官们介绍一下收集到的投资房产的技巧：

(1)不要把钱看得太重

投资房产时心态要放松，千万不要急功近利，把买房子的钱看成存在银行的定期存款就可以了。

(2)尽量多了解房产投资的相关知识

做任何一项投资，都要注意相关信息的收集与分析，投资房产也不例外。老警官应该尽量多了解房地产方面的知识，多交圈内的朋友。朋友多了，自然就能获得很多别人不知道的信息。

(3)有多少钱就办多大事

老警官投资房产的档次要视自己具体的财务状况而定，千万不能因为贪心而勉强行动。

(4)必须选择一个好地段

影响房价的因素主要有两个，一是地段，二是面积，尤其是地段，它对房产的影响是决定性的。对于买房的老警官来说，在地段的选择上应该有长远的眼光，不能只看眼前。我们要特别关注市政建设的总体规划，在那些可能是重点地区的地段购买住房。这样的投资需要占用资金，在投资前要作好准备。

（5）要看房产的配套设施

要看看居住区域内配套的公共建筑是否方便合理，医疗、购物等是否便利。

（6）交通

交通也是房产保值的关键所在，房产附近最好有地铁、公交站，便利的交通能够带动房产的发展，保障房产的价值。

（7）选择品牌房地产开发商

只有这样，老警官所投资的房产在物业、绿化、容积率、房产质量、房产的外部景观环境等方面才会有一个很好的保证，房产才会更好地保值增值。

（8）出租旧房购置新房

如果手头有一套位于热点地区的闲置房产，那么您可以把它租出去，然后以贷款的方式买一套新房，用旧房的租金支付新房的贷款。如果每个月的租金收入大于每个月需要偿还的贷款，那就可以获取一定的收益。

（9）投资小社区房产

投资房产可能在短时间内并不能将其卖出，因此将房子出租就成了老警官获取收益的唯一选择。所以，老警官在投资房产前一定要考虑到租客的心理。他们大都不喜欢比较大的社区，因为大社区除了人群构成复杂，环境相对较差外，其物业管理也很难做到全面完善。因此小社区就成为一个很好的投资方向，通常投资型房产的社区规模应该在1000户以下。

（10）户型要以稀为贵

选择户型时最主要的原则不是面积，保证房子能够租出去而且租金比较高的首要条件是您所投资的户型在小区里相对稀少，因为物以稀为贵。如果一种户型在小区内有很多，那么就表明它的竞争对手很多，因此它升值的空间就不是很大。

3 以房养老策略

卫震是江苏省南京市的一名退休警官，退休后因为看到子女们的负担都挺重，所以就想找一个既能不增加子女的负担，又能让自己的晚年生活过得很好的方法，这个时候有朋友向他推荐"以房养老"的方法，具体来说就是把房子抵押给银行，银行每个月给他一定数额的生活费。卫警官觉得这个方法是不错，但是一想到要把自己住了一辈子的房子抵押给银行，自己去世之后什么都不能留给子女，心里很难受，就没有同意。他想再找一些变通的方法，既能保住房子，又能让自己的晚年衣食无忧。

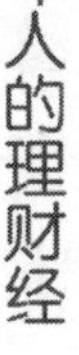

卫警官所考虑的问题相信也是很多老警官都考虑过的，那么在以房养老这个问题上到底有没有别的变通策略来实现老警官的愿望呢？

答案是有的，具体来说有以下几种：

（1）将房产卖给子女

对于许多老警官来说，辛辛苦苦工作一辈子，好不容易攒下了一套房子，到最后反而要抵押给银行，这的确让自己也让子女难以接受。因此一个变通的方法是如果子女的经济条件许可的话，老警官可以将自己的房子抵押给自己的子女，让子女为自己养老。这样一来老警官每个月得到一笔生活费，而子女也可以用远远低于市场价的价格买下父母的房子。

如果子女的经济实力不够，还可以进一步作出变通，老警官可以和某个想买房子的亲戚或是朋友达成"反向抵押协议"。但是为了防止因子女不孝顺故意不给父母生活费或是亲戚朋友不履行自己的义务，因此老警官一定要在律师的公证下签署"住房反向抵押贷款合同"，将房子的估值、贷款支付的金额和具体方式、违约的惩罚、以后房产增值或是跌价后的处置等相关情况都作一个详细的约定，免得以后会出现麻烦。

（2）以房换养

具体的做法是老警官可以将现在所居住的房子出租，然后自己住进养老院,用每个月所得到的房租来支付养老院的费用。这样做不但可以改善老警官的物质生活,还可以减轻子女的负担,在自己去世后还可以把房子留给子女。

(3)换房差价养老

如果老警官不习惯敬老院的生活,那么还可以将现在自己在市中心的房子卖掉,然后在郊区买一套房,这样就可以用换房所得的差价来养老。还有一种方法就是用大房换小房,把现在住的大房子卖掉,换一套小一点的房子,这样,照样可以用两套房子之间的差价来养老。

(4)用房款租房养老

将现在住的房子卖掉,然后再租住卖掉的房子,用卖房所得的钱缴纳租金和养老。

投资黄金、白银亦可选

1 保值可选择实物黄金投资

曹泰是山东省济南市的一名退休警官,退休后想投资一些绝对保值的东西,为此,他向朋友们咨询这个问题,有的朋友就建议他投资实物黄金,还告诉他实物黄金是绝对保值的,而且还非常容易兑换变现,很适合像他这样退休的老警官投资。

曹警官的朋友说的没错,实物黄金的确非常适合退休在家的老警官投资。我们先来了解一下实物黄金的基本知识。

实物黄金是针对黄金衍生品而言的,主要包括金条、金币以及黄金首饰,主要以持有黄金实物作为投资,其中最适合老警官投资的就是金条中的投资型金条(也被称为普通金条或是纯金条)。我国的金条是稀有的高纯度的黄金压缩铸造而成的，继承了黄金所有的保值增值功能。

投资型黄金除了能够保值升值外，其规避风险的功能也是其他的投资品种没有办法替代的。除此之外，它具有全球流通性和认可性。国际黄金市场是24小时都可以交易的市场，因此您手里的黄金24小时都可以通过交易变现。投资实物黄金的老警官需要注意，实物黄金属于长期投资品种，通常不要在短时间内出手，当然在行情急剧变化的时候也可以短线获利套现。考虑到当前黄金市场的波动性，对于老警官来说，拿出20%的资金配置去购买投资型金条，是比较合理的。

2 购买金条、银条的流程和渠道

严乔恩是海南省海口市的一名退休警官，退休后听朋友说投资实物金条、银条最保值，而且风险很小，严警官觉得挺符合自己的心意，于是决定投资金条、银条，可是他并不清楚购买金条、银条的具体流程和相关渠道，因此有点不知所从。

严警官所遇到的问题相信也是很多老警官心头的疑惑，现在我们就来为老警官解疑答惑。

老警官购买金条、银条的具体流程是：

(1)如果金条和银条的库存数量充足，那么老警官就要交足全款进行购买。

(2)如果库存数量不足，老警官就需要预定，这个时候就要按照时价缴纳金条或银条全款的30%作为定金，并且还要缴纳一定数量的加工费。随后填写金条订购单或是银条订购单，货到之后两个工作日内补足余款。在此建议老警官应购买300~1000克的金条或是银条，而且一定要是投资型金条或银条。

(3)工作人员打印购买成交单据。

(4)双方验货，老警官领取金条或银条并签字确认。

(5)购买结束。

老警官购买金条或是银条的主要渠道有：

(1)银行

国内的各大银行都可以购买金条或是银条，不同的银行收取的加工费也不一样。国内银行的金条或银条报价采取的是一天一报或两天一报的形式。

(2)国内各大黄金公司

国内的黄金公司收取的加工费通常都是每克10元左右，回购时必须到原来购买的公司。

(3)到香港购买实物金条、银条

到香港购买实物金条、银条唯一的不足之处就是出入境时不太方便，可是在价格和加工费上却具有绝对的优势。比如说香港金店出售的黄金首饰的价格就比内地便宜15%左右。香港的金店出售的金条、银条在香港所有的金店都可以回购，回购时不收取手续费。

(4)在网上直接购买

网上的报价和国际接轨，购买时不提取实物，免费储存，也可以随时通知网站到指定地点验货，当面提取。

3 回购遵循"原处买卖"

陶阳是浙江省杭州市的一名退休警官，最近他遇到了一件不顺心的事。原来他退休后听从儿子的建议开始投资实物金条，当时他在家附近的工行买了两根500克的投资金条，后来看到黄金价格上涨，就想到银行将金条卖了，当时他觉得工行收取的回购手续费有些高，所以就没有去工行。他打听到农行的回购手续费比较低，就把两根金条拿到农行，可是农行的工作人员却告诉他农行只回购那些自己售出的金条，暂时不支持跨行金条回购。于是他又到金店表示想卖金条，但是回购费却比工行还高些，这让他很郁闷。

陶警官所遇到的问题真实反映了我国黄金回购市场的现状，那就是买时容易卖不易。现在有的地方卖出的金条要不就不支持回购，有的虽然支持回购但是却只回购自己卖出的金条，对别的地方卖出的金条概不回购。回购金条时还要在当日黄金价格的基础上减去一定的金额才能变现。因此老警官在购买实物金条时一定要先弄清楚关于回购的问题，而且再卖出金条时一定要等到每克黄金的价格上涨大约 10 元才行，只有这样才能盈利。

为了让老警官手里的金条顺利被回购，也为了在回购时能够尽量减少支出，我们建议老警官在实物金条回购时一定要遵循"原处买卖"的原则，简单地说您在哪里买的，就还在哪里卖掉，这样才能让您尽可能地减少回购费用。

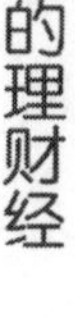

为自己买份保险

1 优先投储蓄型投连险及意外伤害险

姜晨是福建省福州市的一名退休警官，再过几天就是他 65 岁生日了，儿子想买份保险孝敬他，可是最终却未能如愿。原来姜警官的儿子询问了多家保险公司后发现，现在市场上真正适合老年人的保险产品很少，现有的少量的针对老年人的保险也主要是意外伤害险和养老险，而且除了保费很高外，通常保险公司还把投保年龄限制在 65 周岁以下，这让他很郁闷。

姜警官的儿子所遇到的情况正是现在我国老年人保险方面的现状，为什么会出现这样的情况呢？一方面因为老年人的保险理赔风险比较

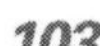

高,保险公司不愿意承保;另一方面是因为老年人投保所要缴纳的保费比较高,这让很多家境并不富裕的老年人望而却步。在这样的情况下,老年人购买哪些保险才能很好地保障自己的晚年生活呢?

专家建议,老年人应该优先投储蓄型投连险和意外伤害险,为什么这么说呢?

首先储蓄型投连险是一种兼具保障、投资、储蓄功能的保险,非常适合老年人。如果老警官在保险期内没有发生意外,那么在约定的时间保险公司会把一笔钱返还给保险的受益人,就像是银行的零存整取一样,虽然收益率不高,但是足够安全。除此之外,如果老警官在保险期内不幸身故或是出现重大疾病,那么保险公司除了支付给保险受益人一笔身故保障金或是医疗费外,也可以获得保险公司用保费进行投资所获得的收益。因此储蓄型投连险不但可以保障老警官晚年的物质生活,也可以让老警官在有重大疾病时获得医疗费,除此之外就算老警官在保险期内不幸身故,那么作为受益人的子女也可以获得一笔可观的收益。

其次购买意外伤害险可以让老警官在遭受因意外伤害而造成的死亡、残疾、医疗费用支出、暂时性丧失劳动力时得到经济赔偿,意外伤害险还包括航空意外伤害保险、旅游意外伤害保险、住宿游客意外伤害保险、出国人员意外伤害保险等险种。老警官可以根据自己的需要购买,这可以让老警官在外出旅游、出行、住宿时都得到很好的保障。另外,它还可以作为附加险附加于各种人身保险合同,这个优势是其他保险所不能比拟的。

2 巧妙利用政府保障类保险

谢九如是贵州省贵阳市的一名退休警官,退休后为了让晚年的生活有个保障,就打算多为自己和老伴购买几份养老险和医疗险。儿子觉得他这样买保险有些浪费,因此阻止了他。儿子对他说,买保险并不是越多越好，如果重复地购买保险，那么并不能获得多份赔偿。还有以前已经拥有了社会保险，那现在再购买时只需要买些补充性的保险就可以了，也不需要重复购买。谢警官仔细一想，觉得儿子说的有道理，就只购买了一些补充性的保险。

谢警官的儿子提出的建议是正确的，老警官在退休前已经拥有了一份社会保险，这就是我们平时所说的社保。社保主要包括养老保险、医疗保险、工伤保险、失业保险和生育保险，其中和老警官关系比较密切的就是养老保险和医疗保险。

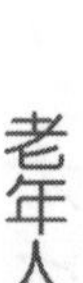

养老保险也被称为基本养老保险，它是劳动者在达到法定的退休年龄后，从政府和社会得到一定经济补偿和物质帮助、服务的一项社会保险制度，属于国家强制执行。个人达到法定退休年龄并且缴费满 15 年之后，每个月可以获得的养老金是当地年度职工月平均工资的 20%。

医疗保险又被称为城镇职工基本医疗保险，是一项保障职工基本医疗需求的社会保险制度，属于国家强制执行。城镇职工基本医疗基金由基本医疗保险社会统筹基金和个人账户构成。基本医疗保险费由用人单位和职工共同缴纳。用人单位所缴纳的医疗保险费一部分用来建立基本医疗保险社会统筹基金，这部分基金主要用来支付参保职工住院和特殊慢性病门诊及抢救、急救的费用与产生的基本医疗保险起付标准以上、最高支付限额以下符合规定的医疗费，其中个人也要按规定负担一定比例的费用。

个人账户资金主要用于自己在定点医疗机构和定点零售药店就医购药时所产生的符合规定的费用，个人账户资金用完或不足部分，由自己用现金支付，个人账户可以结转使用和依法继承。参保职工因病住院应该自己先支付住院资金，然后再由统筹基金和个人一起承担。

需要注意的是，参加基本医疗保险的个人必须同时参加大额医疗保险，并按规定按时足额缴纳基本医疗保险费和大额医疗保险费，才能享受医疗保险的相关待遇。

老警官既然已经拥有基本的养老保险和医疗保险，那就应该把它们巧妙地利用起来，千万不能重复购买相同性质、相同份额的保险，只需要根据自己的实际情况购买一些补充性质的商业保险，比如说意外伤害保险、重大疾病保险和一定份额的商业医疗保险就可以了。

3 将投资与保险结合起来

彭玉成是山西省太原市的一名退休警官，退休后为了让自己晚年的生活有一个基本的保障，他就给自己和老伴儿分别购买了一份意外伤害险和人寿保险。可是后来他觉得买保险很不合算，保费很多，却没有一分钱的收获。于是他就想买一份既具有保障功能又可以投资获利的保险，为此他专门咨询了在保险公司担任经理的外甥，结果外甥给他推荐了投资连结保险，告诉他这款保险既可以投资获益又具有保障功能。

投资连结保险是将投资和保险结合起来的一种保险，它既具有保障功能又可以投资获益，我们来具体了解一下这种保险的相关情况。

投资连结保险其实是人寿保险的险种之一，它融保险与投资为一体。老警官所缴付的保费一部分用来购买由保险公司设立的投资账户中的投资单位，另一部分用来购买寿险保障。老警官在投资账户内的资金由保险公司的投资专家负责投资运作。老警官没有固定的收益，如果保险公司的投资收益好，那老警官就会获得比较高的回报；如果投资收益不好，那么老警官也会承担一定的风险。需要注意的是，投资账户的投资收益不能再计入保费，而是在扣除管理费后全部分摊到客户的账户内，归客户所有。

这种保险的保障功能体现在被保险人在保险期内如果意外身故，那么他指定的受益人就会获得有保险公司赔偿的身故保障金，同时保险公司还会通过投附加险的方式让老警官获得重大疾病等其他方面的保障。另外，购买这种保险还可以享受可保选择权和豁免保险费等优惠。

特别提醒:可保选择权指的是投保人在保单生效后可以根据自己的实际需要在允许的范围内增加一份或是几份保险,而且不需要进行体检。豁免保险费的含义是指在保险期内如果被保险人因疾病或意外伤害事故丧失了劳动能力,将可以享受免缴保险费的待遇,而且所有的保障内容都不会受到影响。

投连险的费用主要包括初始保费、风险保险费、投资单位买卖差价、账户转换费用、资产管理费、部分支取和退保手续费等,通常开始几年的保费比较高,适合做长期投资。

通常每一款投资连结保险都会提供不同的账户让投资人进行选择,投资账户的区别主要体现在投资区域(如基金、国债、银行存款等)账户资金比例的不同,这直接导致投资账户收益和风险的差异,可以让老警官根据自己的实际情况灵活选择。

4 出境旅游购买保险保额并非越高越好

邹振宇是成都市的一名退休警官,因为家里的经济条件不错,所以退休后经常和老伴儿一起出国旅游,去的最多的是新马泰,有时候也会去欧洲,每次出国旅游他都会买很高保额的旅游保险,觉得保额越高就越有保障。有一次他和朋友聊天时也建议朋友外出旅游时要尽量购买高保额的旅游保险,朋友听他这么一说,就立即指出,出境旅游时购买的保险并不是保额越高就越好。可是他不同意朋友的观点,两个人还因此争执起来。

邹警官和朋友所争论的问题是:是否旅游保险的保额越高越好?现在我们针对这个问题作出回答:购买旅游保险的保额并非越高越好。为什么这么说呢?

事实上很多人都像邹警官这样,他们准备到国外旅游时,通常会买高保额的旅游保险产品,认为这样才会有更好的保障。其实这样的想法是错误的，出国旅游购买保险时应该考虑旅游的具体天数、旅游目的地的消费水平等情况，所购买的保额应该根据实际情况来确定。需要注意的是，各家保险公司对于境外旅行意外伤害或医疗保险的额度有所差别，所以老警官在投保前要详细了解，根据自身的实际需求，购买最适合自己的境外旅行保险。

如果老警官到新加坡、日本、西欧、美国等医药费比较高的国家和地区旅游，那么所购买的医疗险的保额最好不要低于20万元。如果要到泰国、马来西亚等国家旅游，行程比较短的话医疗险的保额在10万元左右就可以了。另外，到欧洲旅游的旅客还需要购买申根签证保险，申根签证保险在申根区的25个国家旅游逗留期限内有效，其医疗保险金额不得低于3万欧元，大约为30万人民币。需要注意的是，申根签证保险是必须购买的，如果你不购买这种保险，将没有办法到申根区的25个国家旅游。

特别提醒：申根区的25个国家包括德国、奥地利、比利时、丹麦、西班牙、芬兰、法国、希腊、意大利、卢森堡、荷兰、葡萄牙、瑞典、捷克、爱沙尼亚、匈牙利、拉脱维亚、立陶宛、马耳他、波兰、斯洛伐克、斯洛文尼亚、挪威、冰岛和瑞士。

充足的旅游险应该包含旅游人身意外伤害险、公共交通意外伤害保险和旅游救助险。除了以上三种，投保人还应该附加意外医疗保险，确保出现意外导致门诊和住院也能获得赔偿。

境外旅游险的保障范围主要包括人身意外保障、住院医疗保障、住院现金补贴、旅行证件遗失、旅行延误和紧急援助服务等方面。因此，购买了旅游保险的老警官在旅行过程中如果遇到了旅程延误或是旅程取消等情况，可以向相关部门索取关于航班更改的书面证明以及其他的材料，以便向保险公司索赔。如果您在境外遭受意外伤害或是突发疾病，就可以拨打24小时免费救援热线，联系全球紧急救援公司，这也是保险的保障范围。

老警官购买旅游保险时还要弄明白所购买的保险是“提前垫付”还是“事后报销”。前者指的是假如客户遭遇不幸,住院费用等都由保险公司按照合同规定在保险额度内直接承担;后者是指需要游客自行支付医疗费用,回国后再向保险公司提出理赔。

旅游保险主要分为全年险和分次交的保险,如果您一年之内出国旅游的次数比较多,那就应该购买全年险,虽然总的保费比较高,但是分摊到每次就比较低了。如果您一年就出去一两次,那还是购买分次交的保险合适。

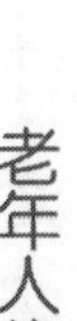

天上不会掉馅饼,谨防上当

1 本金安全稳健为上

窦长安是重庆市的一名退休警官,现在儿女早已独立,不需要他再帮忙,每个月有固定的退休金,目前有一套自住的房子,20 万元存款,5 万元国债,现在一心想的就是更好地保证和改善自己和老伴儿的生活质量,不让手里的资产贬值。他给自己确定的理财原则是:本金安全,稳健第一,绝对不进行高风险的投资。

窦警官给自己定下的理财原则无疑是非常正确的,这也是退休的老警官都必须遵循的理财原则,一切以本金的安全为重,坚持稳健的投资策略。那么老警官在具体的理财活动中怎样才能切实地做到这一点呢?

(1)坚决保证本金安全

随着理财意识的增强,很多老警官已经不再满足于银行存款以及购买国债,开始研究银行的各种理财产品。现在最受人们青睐的就是银行的短期理财产品。因此他们经常在 1 个月的时间里将钱腾挪几次,认为这样可以获得比较高的收益。

可是有的老警官在购买理财产品时很容易忽视本金的安全，事实上，很多银行短期理财产品是不承诺保本的，因此就算风险再低，只要出现亏损，就需要由老警官自己承担。所以老警官在购买理财产品时一定要注意合同的约定，合同中应必须有“保本”的字样。

(2)流动性不可忽视

老警官由于在生活上面临很多不确定性的风险，为了防止急用钱时没有现金，在购买理财产品时应以短期投资为主。通常来说，长短期理财产品按照3:7的比例配置比较合理。

如果突然需要用钱，而手上又没有足够的现金，不要忙于将手上的保单、存单以及相关理财产品提前赎回套现，这样做不仅会造成收益的损失，有时还会连累到本金。可以考虑将相关的保单、存单等品种进行质押获得贷款。就拿保单质押来说，投保人可以利用保单已经生成的现金价值，向保险公司申请贷款，保障额度和保障期间都不会发生改变。需要注意的是，通常贷款额度不会超过保单价值的70%。老警官需要咨询清楚，衡量利弊之后再作选择。

(3)巧妙平衡风险

现在理财产品越来越多，让人应接不暇。老警官因为承受能力有限，最好是选择稳健型的理财产品，尤其是固定收益的理财产品。这样就可以在本金安全的前提下更好地规划自己的晚年生活。通常老警官的大部分资金应该投到国债等低风险项目或支取容易的银行储蓄上。就算是风险性的理财产品，也应该是那些收益率不确定而本金有保证的产品。

2 老年人理财三忌

苏东海是云南省昆明市的一名退休警官，退休后加入了投资理财的队伍中。他除了国债外，什么也不投资。几个老朋友看到这种情况后就向他建议说，他的理财方式过于单一，犯了老年人投资理财的一大忌讳，应该让自己的投资变得多样化。

事实上几个老朋友给苏警官提的建议是非常正确的，苏警官的确犯了老年人投资理财的一大忌讳，那就是投资过于单一。生活中很多老警官由于精力有限，因此喜欢把资金全部集中投资到某一类理财产品上，觉得这样做既方便又省心。可是他们却不知道这样的投资方式既不能有效地防范风险，也很难获得比较理想的投资收益。因此老警官应该进行多样化的投资组合，尽量多搭配一些稳定收益的理财品种，比如说债券型基金、货币型基金，还是以稳健为主，但是兼具多样化。

老警官投资理财除了不可以过于单一之外，还应该注意：

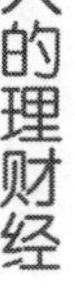

(1)不可以操之过急，急于求成

一些人总是幻想一次性赚个够，喜欢打听小道消息，喜欢盲目跟风。因此市场上每发行一只新股票或是新基金，有些老警官在这种风气的影响下，不了解基本的投资概念和操作方法就急于买进，这样做的结果只能是亏损。因此老警官进行投资理财，一定要沉得住气，不能急于求成。

(2)不要把所谓的"预期收益"当真

银行的某些工作人员在对某些理财产品进行宣传时，总会说这个产品的"预期收益"是如何高，一些老警官也就这样被他们忽悠了。其实"预期收益"并不等同于实际收益，它是看得到而摸不到的，千万不要把它当真。在购买理财产品时要认真阅读产品说明书，注意理财产品的具体涨跌区间条款，还要多方咨询相关的专业人士，做到有备无患。

3 老年人理财更要身心愉悦

潘俊是湖北省武汉市的一名退休警官，退休后迷上了基金定投，开始的时候他和老伴儿的退休金收入有4000多元，除去必要的生活开支后每个月还能有些结余，生活也算是逍遥自在。可是自从他迷上了基金定投后，家里的生活就开始变得紧巴巴了。

原来他开始的时候每个月拿出1000元做定投，当时买了两只基金，效果不错，赚了一点儿钱。半年后他就每月拿出2000元来做定投，又新投了两只基金，可是这两只基金去年都亏损了。于是他就决定每个月拿出3000元来做基金定投，这样一来家里每个月只剩下1000多元的生活费，日子过得很紧张，他和老伴儿不得不省吃俭用。就是这样他仍然坚持进行基金定投，终于半年后他在散步时忽然晕倒，到医院一检查居然发现是营养不良造成的。最终在医生和理财师的建议下，他将每个月用于基金定投的资金减少为1000元，每个月拿出1000元做零花钱，其余的钱用来改善生活，增加营养。这样一来他的生活才恢复到最初的状态。

潘警官所犯的最大的错误就是不清楚老年人理财的根本目的，其实老年人理财的根本目的是通过理财让自己资产的保障增值，从而提高自己晚年的生活质量，让自己的身心变得更加愉悦、健康，并不是为了多挣钱。

那么老警官怎样才能在保证资产保值增值的基础上不断提高自己的生活质量，让自己的身心变得更加愉悦、健康呢?

首先，进行消费投资，花钱买健康。花钱购买一些必备的健身器材，比如说一把太极剑、一副健身哑铃、一辆健身自行车等。还有，就是多进行一些有益于身心健康的运动，比如说瑜伽、游泳、跳舞。

要从自己情况出发，调节自己的饮食，重视食物的营养与合理搭配，要多为自己购买一些营养品。除此之外，如果有可能的话还要改变自己的居住环境，环境对一个人的身心健康也有很大的影响。

其次，进行知识投资。花钱系统地学习保健知识，养成良好的生活习惯，保持充足的精力，老警官应该舍得花钱去购买指导人们养身保健的书籍和报刊。

最后，多参加文娱活动，多出去旅游，还要多参加体检。

4 提防针对老年人的理财陷阱

范习明是湖南省长沙市的一名退休警官,2011 年的一个早晨,他在外出散步时遇到两个自称是某创业投资公司的业务员在发传单。两个业务员告诉范警官,他们公司正在为一家即将上市的公司募集资金,现在一股 5 元多钱,但是上市成功后就可以翻好几倍。当时范警官觉得这样没谱的事太靠不住,就没有搭理他们。可是那两个业务员说耳听为虚,眼见为实,希望范警官能和他们一起到公司看一下。范警官想看看也没有什么,只要自己提高警惕,光天化日之下他们也不敢怎么着,于是就跟着那两个业务员来到他们公司举办的投资推介会上。在推介会上范警官还看到很多熟人,这下子原本有些紧张的心情慢慢放松了。

范警官第一次听他们讲时并没有被打动,可是听了三次之后他被打动了,开始觉得人家说的好像有点儿道理。后来这家所谓的投资公司的业务员还带他到所谓的即将上市的公司参观,又找来了一些"专家"给他们讲这个上市公司股票的美好前景,这个时候范警官彻底地放松了警惕,他决定先试一试。于是他先拿了 5 万元和这家"投资公司"签订了一年的创业投资代理合同。

过了几个月,那两个业务员就告诉范警官股票上市了,股价翻了好几番,因此投资公司给他分了 5000 元的利息。范警官拿到钱后终于将那颗忐忑不安的心放了下来,接下来他瞒着家人又拿了 15 万元购买那家上市公司的股票。可是他做梦都没有想到,合同到期后原来的那两个业务员不见了,自己原来去参观过的公司也找不到了。于是他马上报警,经过调查才知道原来那家公司根本就是骗子公司,返还给范警官的利息是不断地拆东墙补西墙得来的。

我们看完故事后应该能够明白,为什么现在社会上有那么多的老年人在投资理财时被骗了,连经验丰富的老警官一不留神都可能落入陷阱。现在我们就来具体总结一下老年人在投资理财时一定要注意的理财陷阱。

(1)不要轻信他人

老警官在理财时一定要警惕骗子利用一些过期作废、不可以兑换或者是自己伪造的外币和债券,采用“串通表演”的手法来行骗。老警官如果遇到有人自称兜售外币或是债券,千万不要因为贪图小利而被迷惑。

(2)不要贪图所谓的高利集资

经常会有一些骗子利用老年人贪图高利的心理,通常都会声称回报率有多高多高,引诱老警官拿出资金入股。面对这些美丽的陷阱,老警官一定要小心,不要相信天上掉馅饼的事情。

(3)不要购买没有用的保险

一些保险公司的推销员在游说老警官购买保险时,总会说得天花乱坠,无非就是可以养老、不会贬值、还可以让后人受益等,不了解情况的老警官很容易上当,买一些对自己丝毫没有益处的保险。有的保险就算是有效保险,生效期也长达数十年,对老警官一点意义也没有。

(4)不要盲目地为他人提供担保

有些老警官通常会碍于面子出面为他人提供经济担保,把自己的储蓄存单、债券等有价证券借给别人到银行办理小额抵押贷款,可是贷款到期后他们却不还款,这时候银行就会按照规定支取老警官的有限证券,通过这种方法来收回贷款和利息,这样一来老警官就会遭受经济上的损失。

(5)不要轻信他人的理财建议

老警官在投资理财的时候如果遇到不懂或是弄不明白的地方不要轻易作出决定。您必须警惕有的骗子会串通一气,给您设下圈套,骗取您的钱财。比如说有的股票经纪人会向您推荐某一只股票,他会把这只股票说得天花乱坠,然后再串通某些理财“专家”忽悠您。

特别提醒:为了防范诈骗,老警官在作出投资决定时要多和家人沟通,确立正确的理财观念。不要贪小便宜,坚决拒绝小恩小惠,防止因小失大。不要相信街边、菜市场、公园里陌生人派发的传单或是免费发药、免费身体检查以及免费参观等小恩小惠。不要随便留下电话号码和家里的地址,以免留下后患。不要参加情况不明的免费讲座、免费旅游、免费茶话会以及免费参观等活动,防止受到蒙骗。

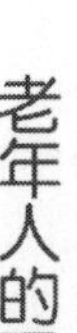

老年人维护权益莫疏忽

老年人维护权益莫疏忽

老年人的合法权益受保护

随着人口老龄化形势不断发展，社会问题也越来越严峻，以赡养纠纷为主的涉老侵权问题尤为突出。关心、关注、关爱老年人是全社会的共同责任，尊老爱幼是中华民族的传统美德。依法维护老年人的合法权益，实现老有所养、老有所医、老有所为、老有所学、老有所乐是全社会共同的责任。对于如何依法维护老年人的合法权益，理应成为我们的共同担当。

1 五种权益为老年人保驾护航

我国《老年人权益法》和其他法律法规都对60周岁以上老年人的权益作了法律规定，以保护他们的合法权益。然而，在老年人生活中，有五种权益最容易被老年朋友忽视而受到侵害。

受赡养权，指老年人有受到子女赡养的权利。赡养义务人是老年人的子女，包括未被抚养的婚生子女和非婚生子女。受赡养权包括受物质资助形式的赡养，如支持老人的生活费等；也包括受精神抚慰形式的赡养，如为老人提供送医送药等劳务，关心老人精神上的哀忧，照料老人不受伤害等。

扶助权，指老年夫妇间有相互抚养的义务。抚养义务人是老年配偶。老年夫妇虽然年龄大致相仿，但是他们的身体状况和退休金、收入水平、适应社会能力等方面往往有一些甚至很大差距。因此彼此抚养，在一方健康、经济等方面出现问题时，另一方给予相应扶助，十分必要。

再婚自由权，指丧偶老人享有找寻配偶、再次结婚的权利。法律重申老年人有再婚自由权，主要是针对部分老人的子女因为面子、财产继承等种种问题而反对老人再婚，阻止老人寻找幸福。

自由处分遗产权，指老人对其生前积累的财产，有根据自己心愿、子女和配偶对自己的关心与照顾情况，决定由一人或数人继承自己的遗产以及他们的继承份额，或者决定把自己生前积累的财产无偿地赠送给他人。

继承权，指老人作为子女、配偶的法律规定的第一顺序继承人，在子女、配偶死亡时享受依法继承的权利。那种认为老人不能继承子女的遗产的认识是不对的。此外，女性老年人享有依法继承其男性老年配偶遗产的权利，那种认为男性老人的遗产只能由其子孙继承的说法是不合法的。

如果老人行使上述权利受到阻碍或者义务人不履行义务时，老人可以向义务人的工作单位和所在地居民、村民委员会反映，请求他们对义务人给予批评教育直至改正，也可以直接向人民法院提起诉讼，请求人民法院审定相关人排除妨碍或判定义务人及时履行义务。对虐待和遗弃老人，情节严重的，有关司法机关也应追究他们的刑事责任。人老了就希望自己有个不操心的晚年。老年人的心愿如此简单，但子女辱骂老人，拒绝履行自己的赡养义务或是霸占老人的房屋，强占老人财产的事却时有发生。因此，作为老年人，了解自己应有的权益，用法律来保护自己完全有必要。

这五种权益都是《老年人权益保障法》中明文规定的，但也是目前最容易被老年朋友忽视以至于使得自己受到侵害的权益。首先,老年人要记住这五种权益,分别是受赡养权、扶助权、再婚自由权、自由处分遗产权以及继承权。其次,有关遗嘱、继承、赡养等最容易引起纠纷的几个问题,老年人要注意。学会科学立遗嘱。遗嘱有五种立法:公证遗嘱、自书遗嘱、代书遗嘱、录音遗嘱、口头遗嘱。其中公证遗嘱要到公证机关办理;自书遗嘱由立遗嘱人亲笔书写、签名,并详细注明年、月、日;代书遗嘱应有两个以上非财产继承人在场见证,由其中一人代书,注明年月日及代书人,其他见证人和遗产人均要签名;录音遗嘱与代书遗嘱一样,当有两个以上非财产继承人在场见证;立口头遗嘱一般在危急情况下采用,应有两个以上见证人在场见证,如果危急情况解除,遗嘱人能够用书面或录音形式重新立遗嘱,口头遗嘱则无效。在一些案例中,常遇到老人立无效遗嘱,因此老年人一定要学会科学立遗嘱,其中需要强调的是代书遗嘱要由非遗产继承人书写,如果由遗产继承人书写,就算有立遗产人的签名或手印,仍属无效。不要轻易将房产记于子女名下,赡养老人,子女终身有责。

曾有一子女要求与老人签订一个协议,内容是一次性给他一笔钱,以后就不再尽任何赡养义务。老年人一定要清楚这样的协议是无效的。法律规定:亲生子女对父母的赡养扶助义务是不能解除的,而继父和继母与受其抚养教育的继子女间的权利义务,同样适用《婚姻法》中关于父母与亲生子女关系的有关规定。因此,子女一次性付赡养费以后不再尽赡养义务的行为是不合法的。遗产,老人可自由支配,很多子女会认为,"不管孝不孝顺,反正老人的财产最后都归我。"其实这种想法完全错误。老年人对自己的财产有自由处理的权利,法律没有规定老人的财产一定由子女继承。近年来,已经有越来越多的老年人表示:"子女不孝顺,就把财产送给对我好的人。"这种观点和做法都是受法律保护的。

2 合法权益受到损害莫慌张

老年人合法权益保护，首先我们要知道老年人的权益有哪些？根据我国《宪法》和《老年人权益保障法》以及其他有关法律的规定，老年人除了在政治、经济、文化等方面享有平等权利之外，还享有人身权利如生命健康权、人身自由权、姓名权、名誉权、著作权、婚姻自主权、受赡养权等权利和财产权利如个人财产所有权、财产继承权、公共财产使用权等。老年人在合法权益受到侵害时都可以请求法律保护。

老年人作为社会群体当中的一部分，具有双重身份，即他们是公民，又是老年人，因此对于其合法权益的保护，既有其普遍性，也有其特殊性。老年人是社会成员中的一分子，作为普通公民，其合法权益在法律的普遍保护之内。

但是，由于法律在保护老年人合法权益过程当中，对于法律与道德、法律与政策等很难有一个明确的界定，使得哪些行为属于法律约束的，哪些行为不属于法律约束的，某一行为达到什么程度属于法律约束的等问题，很难有一个十分清楚的界定。另一方面，由于多数权益受到侵害的老年人不懂得通过司法途径来维护自己的权益。因此老年人合法权益的保护问题仍然相对突出。

很多老年人的法律意识、自我保护意识不强。一旦自己某个方面的合法权益受到侵害时，他们往往抱着怕惹事、怕麻烦、怕扬家丑的心理，一忍再忍，自吞苦果；有的也想依法讨个公道，但由于对法律缺乏了解或者缺乏诉诸法律的勇气，往往不了了之。

有关专家分析点评社区老年人问题的典型案例，从司法的角度给予提示，希望这些案例能够给老年人学会如何用法律保护自己带来帮助。

离婚了，我没法不找你。家住南宁市建政东路的刘老伯今年66岁，老伴冯大妈50岁。两人建有一栋五层楼的私房，儿女都已经长大成人。本来晚年生活丰衣足食，很令人羡慕，可是前几年为了一点小事，两人闹了意见，渐渐发展到又吵又打，儿女街坊都劝不住，到后来老两口竟然闹起离婚来。2002 年 4 月，由于多次调解无效，老夫老妻就这样散了伙。法院在离婚判决书上写明了他们原来居住的这栋 400 多平方米的私宅中，除了儿女居住的部分外，冯大妈分得了第四层右边的四房三厅。冯大妈对法院的判决没意见，离婚后就住在自己的这几间房里，虽然和刘老伯天天低头不见抬头见，但毕竟是吵不起来了。可是刘老伯的想法就不一样了，他觉得冯大妈就不该分得那么多房间，而且他天天看着她也觉得有气。于是刘老伯想出了提高冯大妈电费的方法，每度电要冯大妈多交一倍的钱。冯大妈找到居委会，居委会去找刘大伯做思想工作：电费是政府统一定价的，怎么可以自己随便提价呢？刘老伯提价不成，干脆就断了冯大妈房间的电，连水也停了，让冯大妈非常为难。这还不算，刘老伯干脆把门锁也换了，冯大妈虽然是分得了四房三厅，到头来也住不成。为这事，冯大妈没少去找刘老伯论理，也去找了妇联，妇联多次进行调解，可是刘老伯就像是铁了心了。新城区妇联的同志曾经提醒冯大妈，像这样的事情可以诉诸法律，可是冯大妈觉得没把握，挺麻烦的，而且还要花钱。点评：这样的例子，在老年夫妻离婚案中可以说是相当典型的。在多次调解未果的情况下，冯大妈本来可以拿起法律的武器，为自己讨个说法，可是由于对法律认识不足，没有意识到法律的作用，仅仅从“麻烦”、“花钱”的角度去思考问题，结果矛盾始终没有解决。法律提示：离婚后，不管是协议离婚分割的财产还是法院判决归当事人一方的财产，执行时对方不配合，根据法律规定，对协议分割财产的可以起诉，请求法院判决对方履行义务，但必须在履行日期到期后两年内提出。对法院判决的归当事人一方的财产，支付财产的一方不予支付的，可以申请法院强制执行。期限是判决生效后的一年内提出。

退休后 ，他爱上了别人。刘大妈今年 71 岁，退休前是医生；老伴姓杨，和刘大妈同年，原来是某公司总经理，退休后很多人还是叫他杨总。他们有一对儿女，都早已经成家立业，各自有自己的住房。老两口住在建政路一套三居室的房子，相当宽敞。为了休息得好，两人分房睡觉，一人一间卧室。平时老夫妻俩常常一起去买菜、散步，生活平静温馨。40多年的幸福婚姻，本来会有很多感人的故事和回忆，可正当刘大妈筹划着要和老伴去拍金婚纪念照时，另一个女人的出现，使她陷入了痛苦的深渊。去年夏天，杨大爷迷上了跳国标舞，常常和一群中老年朋友在公园练习。其中有一位40多岁的妇女常常主动指导杨大爷的舞步，一口一个“杨总”叫得杨大爷眉开眼笑。一来二往杨大爷和这女子熟悉了，每天都在公园见面，俨然成了一对儿。这女子姓阳，已经离婚多年。她能歌善舞，原来在一家纺织厂工作，后来工厂倒闭了，40多岁想再找工作也不容易，她就干脆天天泡在了这群离退休老干部堆里。刘大妈年龄大了，习惯了早睡早起，她说那天早晨，她没有像往常那样早起去晨练，而是去老伴的房间想说点事，发现房间门又反锁了，她敲了敲没有人应。本想像平时一样，等老伴起床了再说。不料就在她转身的时候，房门开了，站在门口的正是阳某。“杨总不舒服，要去医院。”这女人说完自顾转身进房，扶床上的杨大爷起来。刘大妈惊呆了，她甚至以为自己在做梦，怎么回事？很久以来，她发现老伴睡觉喜欢锁门了，难道……从这以后，这阳姓女人就常常在刘大妈家进出，刘大妈本来想告诉自己的孩子，或者找居委会，可是一想到自己这个家平时都是很受邻里尊重的，这样的事情说出去那多没有面子呀。刘大妈忍了，她希望通过自己的规劝使杨大爷回心转意。看到刘大妈没什么动静，杨大爷如释重负，今年春节过后，他和那女人更肆无忌惮地当着刘大妈的面同居起来，住在自己的家里，刘大妈倒像个外人了。刘大妈去找妇联的一个熟人，说了自己的苦恼，在熟人的鼓励下她把事情告诉了儿女和杨大爷原来单位的领导。可是这一切好像都有些迟了，刘大妈最初的忍让使她在杨大爷和那女子面前失掉了尊严。点评：婚外情在现在的离退休老人中时有发生，许多老年人，特别是老年妇女担心“家丑外扬”，对配偶的婚外情行为采取了忍耐或者沉默的态度，结果一旦对方提出离婚或者涉及其他财务问题时，由于自己没有及时留下有力的证据，往往造成权益受损。有鉴于此，一些老年工作者认为，单纯依靠司法机关来保护老年人的合法权益的做法，不能完全满足保护老年人合法权益的实际需要。司法保护只能是对老年人权益保护的最后手段。而建立一个包括司法、道德、社会、政府部门等多部门、多渠道、多形式的老年人权益保护体系，才能够切实有效地保护老年人的合法权益。同时，也奉劝老年人应自觉学法懂法，克服羞涩心理，理直气壮地讨“说法”。不然，吃了亏或造成生活不幸，那只能怪你自己了。法律提示：根据所举案例，当事人可以在对方把情人带回留宿时，理直气壮地提出拒绝其留宿，对方若不听，可报110或单位、居委会，经处理后，可以留下证据。若导致离婚时，可向对方提出损害赔偿。在新的《婚姻法》里有这方面的保护条款。

夫去世，老妇靠谁赡养。一妇女58岁，姓谭，没有工作，丈夫早年因为工伤已经去世。谭某有4个女儿，大女儿和二女儿在南京工作，另外两个小女儿几年前去了外地打工，已经很久没有和家里联系了。丈夫去世时单位发了一笔钱，除了丧葬费用外还剩下8000元钱。当时她的大女儿主动要求为没有多少文化的谭某保管这笔钱，并声明会和二妹一起每月负担谭某的生活费。不久，谭某提出由自己保管那8000元钱，由此引发了与大女儿的矛盾。最后大女儿把钱交给谭某了，但从此以后拒绝支付任何赡养费用，并且拉上二妹一起对谭某再也不管不问。几年来，谭某多次去找女儿，可是女儿要不就说自己没钱，要不就拒不见她，并说些往事来指责她。谭某无奈，只好找到新城区，打算向妇联投诉。点评：子女对父母的赡养问题，似乎更多的是一种道德伦理范畴的问题，而不单纯是法律问题。儿女不履行赡养父母的义务，不管有多少理由，这种行为都是不对的。当前老年人得不到较好的赡养，甚至受虐待、遗弃的现象时有发生。对于来自家庭内部的严重侵权行为，我国《刑法》、《民法》及《婚姻法》均有明确的处理规定，如：对遗弃家庭成员的，受害人可以请求人民法院作出支付抚养费、赡养费的判决和裁定；构成犯罪的，依法追

究刑事责任;对于侵犯老年人合法财产权的,受害人可以请求人民法院依法予以保护。但是,对于那些来自家庭内部的较为轻微的侵权行为,保护的力度还很不够,这也是为什么妇联接到的投诉较多,而人民法院受理的有关侵犯老年人权益的案件却很少的原因。法律提示:子女对父母的赡养,源于他们之间的血缘关系,这是法律明文规定的,是子女的义务,且是无条件可讲的。《老年人权益保障法》第十五条规定“赡养人不得以放弃继承权或者其他理由,拒绝履行赡养义务。”《婚姻法》第四十四条规定:“对遗弃家庭成员,受害人有权提出请求,居民委员会、村委会以及所在单位应当予以劝阻、调解。对遗弃家庭成员,受害人提出请求的,人民法院应当依法作出支付抚养费、赡养费的判决。”案例中的女儿若不赡养母亲,母亲可以向人民法院提起诉讼。要求法院判决其女儿支付赡养费,判决后拒不支付的,可以申请强制执行。有抚养义务而拒绝抚养,情节严重的,会触犯《刑法》,将会受到惩罚。

近几年来,在涉及老年人的维权案件中,赡养、房屋确权、再婚继承权等案件最为突出。在这里要给老年人几点提示:

不要随便签字。即使是面对自己的亲生子女,当涉及房产、借款等经济行为时,也要以相关的契约合同等法律形式加以规范。遇到签字或出示证件的时候要清楚做什么。把可能存在的风险规避到前头,这样对自己是一个很好的保护,同时也可以把将来可能出现的矛盾防患于未然。

保护好证件。有的子女瞒着老人把房产变成自己的,就是老人没有把自己的证件保管好,或者轻易把证件交给子女,子女拿着证件去干什么,他也不过问。有的老人的房产被子女过户后,被要求搬走时才知道原委。还有的老人说,他们有年纪大脑子不好用了,有的时候自己把证件放在哪里都不记得了。建议老人一定要妥善保管这些重要的证件和资料,对子女提出的一些房产、继承问题,不要着急拿主意,多问些懂法律的人再做定夺也不晚。

了解诉讼时效。起诉应注意诉讼时效，有的老人不懂诉讼时效，因此耽误了维权的时间。有一位老人，他的战友借他的钱，当时写了一张借条，写明了借的钱数和还款日期。钱借出去后，过了三年也没还。想起诉的时候，发现已经过了诉讼时效。

另外有些老年人可以享受诉讼费缓交、免交。

可以得到司法救助。有的困难老人遇到法律问题时，可以请求司法救助。当老年人因追索赡养而提起诉讼，或者经济确有困难、无力缴纳诉讼费时，可以申请缓交、免交诉讼费。

再有，老年人可以得到法律援助。很多老年人因经济问题面临着咨询难、请律师难、打官司难、无力支付法律服务费用等问题，行使平等权利、保障合法权益存在着很大的困难。经济困难的老年当事人可寻求法律援助。

3 有法可依法律法规来帮忙

老年人作为一个特殊的群体，其权益受到各种侵害的现象近年来不断凸显，这些侵害有的来自家庭内部，有的来自社会。专家表示，尽管我国有《老年人权益保障法》等专门法律保护老年人合法权益，但现实中还是屡屡发生老年人权益被侵害事件，法律保障老年人的权力，老年人依法可以获得以下法律援助：

《老年人权益保障法》是针对老年人这一特殊群体的保护、保障制定的专门性法律；此外，我国《宪法》、《民法通则》、《婚姻法》、《继承法》、《刑法》以及《劳动法》等重要法律法规中，也都对保护老年人合法权益作了相应的规定。

《宪法》第四十五条第一款规定：“中华人民共和国公民在年老、疾病或者丧失劳动能力的情况下，有从国家和社会获得物质帮助的权利。”第四十九条第三款规定：“父母有抚养教育未成年子女的义务，成年子女有赡养扶助父母的义务。”该条第四款规定：“禁止破坏婚姻自由，禁止虐待老人、妇女和儿童。”

《民法通则》第一百零四条第一款规定：“婚姻、家庭、老人、母亲和儿童受法律保护。”

《婚姻法》第二条第二款规定：“保护妇女、儿童和老人的合法权益。”第二十一条第一款规定：“父母对子女有抚养教育的义务，子女对父母有赡养扶助的义务。”该条第三款规定：“子女不履行赡养义务时，无劳动能力的或生活困难的父母，有要求子女给付赡养费的权利。”

《刑法》第二百六十条第一款规定：“虐待家庭成员，情节恶劣的，处二年以下有期徒刑、拘役或者管制。”该条第二款规定：“犯前款罪，致使被害人重伤、死亡的，处二年以上七年以下有期徒刑。”第二百六十一条第一款规定：“对于年老、年幼、患病或者其他没有独立生活能力的人负有抚养义务而拒绝抚养，情节恶劣的，处五年以下有期徒刑、拘役或者管制。”

《劳动法》第七十条规定：“国家发展社会保险事业，建立社会保险制度，设立社会保险基金，使劳动者在年老、患病、工伤、失业、生育等情况下获得帮助和补偿。”第七十三条规定：“劳动者在下列情形下，依法享受社会保险待遇：（一）退休；（二）患病、负伤；（三）因工伤残或者患职业病；（四）失业；（五）生育”。

保障老年人权益除了散见于许多法律具体条文中，如《宪法》、《继承法》、《婚姻法》、《民法通则》、《劳动法》、《劳动合同法》等，还有《老年人权益保障法》。

守住自己的房产

1 拥有房产就拥有主动权

近期有关老年房屋问题的诉讼案件表明，如今，老年人的房产不仅是养老的最大资本，也是家庭中老人与儿女们发生矛盾的焦点问题。老年人千万要守住自己的“老窝”，因为拥有房产就拥有了养老的主动权，老人有了房子，租可以养老，卖可以养老，房屋通过以大换小也可以养老。

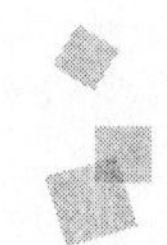

守住“老窝”对老年人太重要了。人民大学的一位学者说，有的老人没有守住“老窝”，结果吃尽了苦头。从天津、北京、上海等大城市一些媒体报道的涉老诉讼案看，不是老人在拆迁、买房过程中将自己购得房屋产权写在了儿女的名下，就是个别儿女以照顾老人生活为由，让老人把房子卖掉，搬到一起居住，卖房的钱交给个别儿女保管后儿女没有像他们当初承诺的那样孝敬老人，老人再想分开居住要回房产或房款已不可能，法院也难给予支持，结果老人处于进退两难十分尴尬的境地。

20 世纪 90 年代开始的住房改革，使许多人有了自己的房产，随着时间的推移，房产的拥有者渐渐步入了老年。他们的房产也成了一笔可观的财富。来自北京大学的一位教授说，如何处置这份房产，并非每个老人都明白。有的老人认为，反正自己的财产早晚都是儿女的，早点满足了儿女的需求，用房产支援儿女，以人心换人心，一定会换回儿女们的孝心，为此，他们轻易地卖掉房产，将房款交给儿女，或过早地把房产过户给儿女，丢掉了自己的“老窝”，致使老人的生活苦不堪言。

“老窝”是老年人最后的一块阵地，是老年人的一片绿洲，一个避风港，一定要珍惜它，守住它。来自中国社科院的一位专家说，老年人拥有房产，可以自己居住，也可以出租它、卖掉它住到养老院里去，还可以把房屋通过以大换小的形式得到一笔可观的养老金。如今在天津、北京、上海等一些大城市,老年人采取以房屋来养老的不乏其例,特别是一些养老院中的自理老人,通过出租或卖掉房屋所得款项来补贴养老费用的已占到三成以上。当然,儿女如果孝顺,老人晚年生活无忧,"老窝"还是要留给儿女们的,这是中国的传统,也是多数老人的愿望。老人千万不要提前赠送和变更房产以换取儿女的孝心,那是靠不住的。老年人守住了自己的"老窝",就拥有了养老的主动权。

家住天津的退休老警官王老伯最近有点烦,年近七旬的他本来自己有一套住房,为了晚年无忧,也为了让儿子能更孝顺自己,王老伯在年前把房子过户给了儿子。过户前儿子"信誓旦旦"地说一定会照顾好王老伯,可房子一过完户,儿子照顾老王的热情一天比一天低,开始还以工作为借口对王老伯不管不问,后来更发展到为一点小事就对他横加指责的地步。王老伯现在很后悔,不知房子过户后还能不能再要回来?对儿子这种不孝行为自己又该怎么办?

根据《物权法》当中的条款,王老伯把房子过户给儿子后,虽然所有权发生转换,但是所有权中的占有、使用、收益、处分四个权利里,老人还是保有使用权利的,当然可以大大方方去住;同时,如果老人在房屋过户后生活质量发生明显下降,那么根据《合同法》、《民法通则》中有关赠与的条款,可以向法院申请撤销赠与儿子的房屋。

我国《老年人权益保障法》第十一条规定:赡养人应当履行对老年人经济上供养、生活上照料和精神上慰藉的义务,照顾老年人的特殊需要。可见,我国法律对于"孝"的认定,是以感情为基础的,从物质和精神两个方面,结合统一起来确定子女对父母养育之恩的报答和应尽的社会义务。而对于"不孝"的规定,我国《刑法》第二百六十条第一款规定:虐待家庭成员,情节恶劣的,处二年以下有期徒刑、拘役或者管制。第二百六十一条规定:对于年老、年幼或者其他没有独立生活能力的人,负有抚养义务而拒绝抚养,情节恶劣的,处五年以下有期徒刑、拘役或者管制。我国《继承法》第七条第(三)项规定:继承人遗弃被继承的,或者虐待被继承人情节严重的，丧失继承权。我国《合同法》第一百九十二条第(二)项规定:受赠人对赠与人有扶养义务而不履行的，赠与人可以撤销赠与。如果子女不孝或违反与老人的约定，当事人可以在知道或者应当知道撤销原因之日起一年内向法院申请撤销赠与给子女的房屋。

针对现在日益增多的老年人的房产受到侵害的案件，提醒广大的老年朋友，老年人千万要守住自己的老窝，房子卖可以养老，租可以养老，以大换小也可以养老，从闹市换到郊区还可以养老，而一旦失去房子这一重要财产，老年人的晚年生活保障可能会出现问题。如果已经出现了类似王老伯之类的纠纷，则应保留好相关证据，例如，赠予协议等，尽快请律师用法律的手段维护自己的合法权益。

2 不要轻易将房产记于子女、保姆名下

一些老人出于种种考虑，把房屋提前过继给子女，如听说将来国家要开征遗产税，有的是为得到子女更好的照顾，有的是在子女的逼迫下。结果，有的子女在拿到房产后便不像原来那样孝敬父母，甚至有的还将老人扫地出门。此时，由于房子已归子女所有，老人再想要回房产就很难。老年人对自己私有财产的处置一定要慎重。现在的遗产税有一个起征点，因此不要急于将房产转让给子女、保姆或他人;老人可以通过遗嘱等方式来处置自己的财产，以免以后出现不必要的纠纷。不要在处理房子时不留后路，老人现在“以房养老”比较多，即通过公证把房子给了保姆、邻居或者亲戚来让他们照顾自己，当这些人没有承担照顾的责任时，老人要房子又没有办法。因此老人做公证时要有一个附加条件，说明不承担照顾的责任就把房子收回来，这样就可以保护自己。还有的老人买房子由于贷款难等原因以子女名义办理贷款，子女成为产权人，但实际上是老人自己月月还款。当老人与子女产生纠纷后，子女说房子是自己的，老人又没有证据，只能吃哑巴亏。俗话说，亲兄弟明算账，老人

一定要有书面的补充协议和约定，说明房子是自己出资买的，拥有永久居住权等类似约定。老年人不能把自己的权益保障全部押在子女的孝心和自觉性上，亲情是不能代替法律的。不要在公证、登记机关糊里糊涂地签字。不要把房契、工资卡等交给不放心的子女。因为老人没有把自己的证件保管好，或者轻易把证件交给子女，有的子女瞒着老人把房产、工资卡、存折等变成自己的。不要为子女结婚买房出资不留字据，有些年轻人结婚买不起房，就由父母出资，老人不清楚儿子结婚前或结婚后他们帮助买的房子是否属于儿子的个人财产。一旦小两口日后真有分手的一天，儿媳妇能否有权利分割这套房子还是未知数。这要看出资时间是在婚前还是在婚后，还要看有无明确的特别约定。《最高人民法院关于适用〈中华人民共和国婚姻法〉若干问题的解释》第二十二条规定，当事人结婚前，父母为双方购置房屋出资的，该出资应当认定为对自己子女的个人赠与，父母明确表示赠与双方的除外。当事人结婚后，父母为双方购置房屋出资的，应当认定为对夫妻双方的赠与，但父母明确表示赠与一方的除外。建议最好在出资前写下字据，或律师见证。

下面的案例也说明轻易把房产记于子女或其他人名下可能给老年人带来的烦恼。事情得从 2010 年詹老先生和其子詹先生在居委会见证下签的协议说起。

老人要求撤销房产赠与。詹老先生和阮女士育有二子、二女。大女儿在新疆，大儿子在德国。在沪小女儿身体不佳，在家休养，只有小儿子詹先生与父母走动频繁。2008 年，阮女士患老年痴呆，当时詹老先生 86 岁，仍看护着妻子。

2010 年，88 岁的詹老先生患重病，需住院治疗。詹老先生与詹先生商量，由詹先生照顾日常起居。詹先生提出照顾父母可以，但他希望父母将登记在阮女士名下的住房赠与自己。詹老先生夫妇名下仅有该房，为慎重，2010 年 4 月，在五名居委会干部见证下，詹老先生父子签了协议，内容如下："詹老先生将夫妻名下财产均归詹先生夫妇继承，与其他子女无关，詹先生保证詹老先生夫妇居住权直到二老百年。詹老先生在世时，由其负责照顾阮女士。詹老先生百年后，阮女士由詹先生夫妇照顾。同时詹先生夫妇写下承诺书，将尽一切能力让詹老先生夫妇度好晚年生活。”

协议签订后，詹先生将母亲名下房屋过户到自己名下。经咨询，为少缴税款和过户手续费，詹老先生让妻子阮女士在事先准备的《房屋买卖合同》上签名，并办理了过户手续。

2011 年 3 月，詹老先生将詹先生诉至法院，他认为虽与詹先生签订买卖合同，以买卖形式将房屋过户至詹先生名下，但名为买卖实为赠与。办理了房屋过户后，詹先生未照顾父母，半年内对二老不闻不问，故其父母要求撤销赠与，确认房屋归詹老先生夫妇所有。

詹先生称，协议及承诺书是合法有效的，《房地产买卖合同》是双方签字认可的，故詹先生系通过合法手续取得房屋产权，系争房屋原登记在阮女士名下，詹老先生作为阮女士监护人有权卖给詹先生。虽然买房没给詹老先生购房款，但是詹老先生说把房子给詹先生，詹先生陆续补贴过父亲 3 万元。詹先生对二老尽了赡养义务，也愿意照顾二老至百年，要求法院驳回原告诉讼请求。

庭审中，詹老先生要求判令阮女士与詹先生的《房屋买卖合同》无效，将房屋恢复至阮女士名下。他作为阮女士的代理人，代阮女士陈述意见，系争房屋登记在阮女士名下，为阮女士与詹老先生共同财产。

2011 年 5 月，法院作出一审判决。法院认为，詹老先生夫妇与詹先生房屋买卖实为赠与。系争房屋原产权人为阮女士，该财产为詹老先生及阮女士夫妻共同财产，阮女士在 2008 年患老年痴呆症，无法辨识自己行为，房屋买卖合同无效，因该合同取得的财产，应予以返还，故詹老先生夫妇要求将房屋产权恢复登记为阮女士所有的请求，予以支持。

案件判决后，詹先生不服，提起上诉。二审法院维持了一审判决。

点评：老人应慎重处理财产。法官认为，系争房产之所以恢复至阮

女士名下，关键在阮女士与儿子詹先生签订房屋买卖协议时处于无法辨识行为状态，且阮女士法定监护人詹老先生，一手操办房屋买卖行为，已侵害了被监护人阮女士的利益。

法律明确规定，“监护人应履行监护职责，保护被监护人人身、财产及其他合法权益，除为被监护人利益外，不得处理被监护人财产。”故虽经法院调查詹先生对父母照顾属尽责，仍作出了房屋买卖合同无效，将系争房屋恢复至阮女士名下判决。如果阮女士有民事行为能力，则法院无法作出有利于詹老先生与阮女士的判决。

本案是一起典型的老人在世时将财产以赠与转至子女名下的案件。

赠与合同是赠与人将财产无偿给予受赠人，受赠人表示接受赠与的合同。赠与合同特点：

1. 赠与合同是实践合同还是诺成合同“诺成合同”，是指仅需当事人之间意思表示一致，即能成立的合同。它以当事人的合意为成立要件，而不以实际交付为尺度。依照合同法规定，赠与合同为诺成合同，当事人意思表示一致时赠与合同即成立。

2. 赠与合同亦是可撤销合同除具有救灾、扶贫等社会公益、道德义务性质的赠与合同或经公证的赠与合同，不得任意撤销外，考虑到一般赠与合同中，难免有赠与人冲动，因此对一般赠与合同在赠与财产权利转移前，允许当事人撤销赠与。

老年人在转让房屋等时未与子女就接受赠与义务明确约定，或虽然约定却泛泛约定子女赡养义务，无法保护老年人权益。老年人为百年后财产归属考虑，应分外慎重。法律明确规定，赡养父母是公民应尽义务，但不乏子女认为父母分财产偏少，造成家庭矛盾，不尽心赡养老人的情况。

主审法官提醒老人，处理财产，持公平心态对子女，不以个人好恶决定财产归属。财产分配结束，不宜在各种意见中摇摆不定。为已分配结束的财产闹上法庭，要求子女返回财产，不但法院难支持诉请，还扩大父母、子女之间的矛盾，给晚年生活蒙上阴影。

法官建议，老年人不要在生前处理房产等财产，以保障自己生活。可通过订立遗嘱或遗赠扶养协议方式安排名下房产。不论订立遗嘱还是遗赠抚养协议，对老年人权益会有更好保护作用。遗嘱或是遗赠抚养协议，均可由订立人撤销。这样继承人会认真对待应尽义务而不至于在房屋到手时就对老人不管不顾甚至侵害老人的权益。

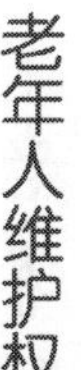

再婚是您的权利

1 老人需要正常的婚姻和感情生活

60 岁以上的老人，往往经济来源减少或者丧失，如果已经丧偶，还面临生活无人照顾、感情空虚寂寞的问题。有一部电影叫《过年》，给人很多感触，家务事似乎总是在“过年”的时候上演更多的悲喜实景剧。现在，常回家看看不只是一句歌词，而是每个人的法律义务。

老年人再婚是法律赋予的权利。2011 年 3 月，退休后的刘警官经人介绍认识了退休医生林先生，同样的丧偶经历让他们很有共同语言。接触了一段时间，两位老人终于牵手领取了结婚证。

刘警官的女儿知道母亲再婚后很担心，生怕对方的子女侵占母亲的房产和存款；而林医生的孩子也有同样的担忧，他们经常对刘警官旁敲侧击，打探父亲存款的下落。

这样的生活令两位老人苦不堪言，直到双方子女开始正面冲突后，他们不得不忍痛挥泪离别。婚姻登记处一位工作人员说，两位老人办理了离婚手续后都流下了眼泪。

更有令人痛心的案例,有两位老人两情相悦,老头患病后,老太太到医院探视,却被老头的子女谩骂后不堪其辱,气得住进了医院。

有调查显示,老年人再婚问题表现在道德的认同、财产的划分以及生活习惯的改变等方面。但最突出的问题就是老年人的再婚得到了社会认同,却得不到家人尤其是子女的认同,甚至受到子女的干涉。据不完全统计,因子女干涉放弃婚姻的老人在离婚老人中占五成以上,因相互戒备、无端猜疑分手的老人占两成。

但是,也有拿起法律武器保卫自己幸福晚年的老人。

从法律角度讲,对于干涉老年人婚姻的子女,《婚姻法》规定,结婚必须男女双方完全自愿,不许任何一方对他方加以强迫或任何第三者加以干涉。《老年人权益保障法》规定,老年人的婚姻自由受法律保护。子女或者其他亲属不得干涉老年人离婚、再婚及婚后的生活。赡养人不得因老年人离婚、再婚而索取、隐匿、扣押老年人的合法财产或有关证件,不得限制老年人的合法居住权利。

花前月下、两情相悦并不只是年轻人的专利,进入人生暮年的老年人同样需要情感的慰藉,爱情的滋润。往远看一些,老年人的今天就是年轻人的明天,因此,让老年人拥有灿烂的晚年生活,尊重、关爱和照顾老年人,保障他们的合法权益也是全社会共同的责任。

2 子女不得干涉老年人离婚、再婚及婚后生活

老年人再婚,使许多孤独老人重结良缘,欢度幸福的晚年,这是社会的一大进步。然而,由于世俗偏见和传统婚姻观念的影响,老年人再婚仍十分困难,存在一系列的社会心理障碍与阻力。对此,有人归结为“三堵墙”,有的认为要过“三道关”。笔者认为,老年人再婚的社会阻力和心理障碍主要体现在以下三个方面:一是不良社会舆论与社会环境的封杀;二是儿女们的阻拦与反对;三是老年人自身的心理障碍。前两者即

是老年人再婚的社会障碍。

《老年人权益保障法》第十八条规定,老年人的婚姻自由受法律保护。子女或其他亲属不得干涉老年人离婚、再婚及婚后生活。凡是违反这条规定的做法,均属违法行为。

如果子女或其他亲属干涉老年人再婚或婚后生活,老年人可以请求居委会、村委会或子女等亲属所在组织出面调解,对子女或其他亲属的干涉行为给予批评教育,指出其行为已触犯法律,并责令其纠正。

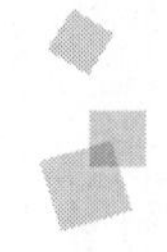

如果经有关组织批评教育,子女或其他亲属不思悔改,继续干涉老年人的婚姻自由,则老年人可以要求有关部门处理或向人民法院提起诉讼。《老年人权益保障法》第四十七条规定,暴力干涉老年人婚姻自由,情节严重构成犯罪的,依法追究刑事责任。

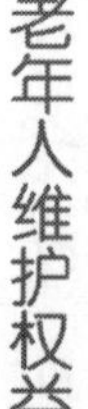

老年人婚姻自由受到干涉,也可以不经有关组织做工作,而直接向人民法院提起诉讼。

老年人离婚、再婚,是老年人的婚姻自由,既合情,又合法。但是,事实情况是,干涉老年人婚姻的情况还比较普遍,老年人再婚还有很大的阻力,这种阻力主要来自老年人的子女。一是认为老年人再婚“不光彩”、“丢人”,一是怕老年人再婚带走了财产,因此,不同意,不支持老年人再婚,严重者,以暴力干涉老年人婚姻自由。我国《刑法》第二百五十七条规定:“以暴力干涉他人婚姻自由的,处二年以下有期徒刑或者拘役。”“犯前款罪,致使被害人死亡的,处二年以上七年以下有期徒刑。”“第一款罪,告诉的才处理。老年人对暴力干涉自己婚姻自由的,应当及时到法院告诉,以保护自己的合法权利。”

婚姻自由是我国《婚姻法》的首要原则。其基本含义是指每个公民在不违反法律和社会公德的前提下。有权依照自己的意愿自主地决定婚姻问题,任何人不得限制和干涉。《老年人权益保障法》第十八条规定:“老年人的婚姻自由受法律保护。子女或者其他亲属不得干涉老年人离婚、再婚及婚后生活。赡养人的赡养义务不因老年人婚姻关系变化而消除。”这一立法意义重大。因为老年人的生活中需要伴侣。爱情是人生道路上的美好情感，老年人同样需要。随着科学技术进步，经济发展，人类的寿命越来越长，婚龄也越来越长。人到老年体弱多病，生活上需要相互之间的扶持及物质上、精神上的支援。夫妻间无私的爱对老年人晚年生活有很大帮助，家庭为老年人发挥余热创造条件，减轻子女的负担，还可减轻国家与社会的负担，维护社会安定。

关于老年离婚的问题。近年来，老年夫妻离婚率上升与整体离婚率上升相关。其上升原因有如下几个方面：

包办婚姻后遗症。在我国的老年人当中，有一定比例的包办婚姻。而有些包办婚姻虽然感情不合，解放后又不允许离婚，并出于对子女的爱，特别是妇女受“从一而终”传统观念的束缚，长期维持着勉强凑合的婚姻；有的包办婚姻婚后夫妻生活就不正常，男方夫权思想严重，夫妻不能平等相待，女方遭受男方打骂，但是由于女方没有工作，经济生活不能独立，只得忍气吞声过一辈子。当子女长大成人，经济生活有保障的条件下再不愿凑合的提出离婚占相当比例。

老年期性情变化酿成的婚姻悲剧结局。随年龄增长，老年人性格也发生一些变化，总的趋势倾向于以自我为中心，坚持自己观点和习惯，喜欢指手划脚、唠叨不休，好猜疑等。老年人须注意控制自己，否则任其发展，则有可能导致离婚的痛苦结局。

少数老年人经不住五光十色的社会生活诱惑，产生了喜新厌旧的思想。从迷恋跳舞进而迷恋年轻舞伴提出离婚，置几十年夫妻感情于不顾。

有些老年夫妻分居并非出于自愿，而是成年子女无视父母的婚姻生活，为满足个人私利强行拆散。

再婚老人的离婚诉讼多。一些老年人再婚由于婚前缺乏了解，择偶不当往往形成所谓“短、平、快”婚姻。即婚前认识时间短，婚后感情平淡从而导致快速离婚。老年人离婚率上升同中青年人离婚率上升一样，是伴随着我国经济、文化不断发展而出现的。虽然我国《婚姻法》明文规定婚姻自由,但真正婚姻自由的实现须在经济不断发展,社会不断进步的条件下才能实现。老年人离婚率上升表明老年人从经济束缚中摆脱了出来,经济独立,渴望婚姻自由,它也说明老年人摆脱了消极的传统观念,重视婚姻质量,追求感情上与精神上的满足。

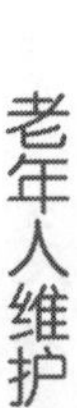

3 老人再婚财产妥处理

当前社会,再婚的老人越来越多。但是,想再婚却没能再婚、不敢再婚的老人更多,其中一个重要原因是财产问题的困扰。如何解决老人再婚牵涉的财产问题,已经成为解决老人再婚障碍的首要问题。

那么老年人的个人财产及夫妻共同财产有哪些?老年人再婚后,夫妻个人财产是指夫妻双方在婚前各自所有的财产和其他夫妻个人的特有财产。大致包括以下几个方面:

(1)夫妻在婚前个人所有的财产。如衣物、储蓄等。

(2)夫妻双方各自为结婚所准备的各种物品。如家具、彩电、冰箱、VCD 机等。

(3)结婚登记前接受各自亲友赠送的结婚礼品或结婚登记后接受的赠与人特地声明赠与给一方的财产。

(4)其他属于夫妻一方特有的财产。如在婚姻关系存续期间,复员军人从部队带回的医药补助费和回乡生产补助费,应归其本人所有;医生个人使用的医疗器具。也应属于夫妻婚后个人财产。

夫妻共同财产是指夫妻双方在婚姻关系存续期间所得的财产。所谓婚姻关系存续期间是指从领取结婚证起到一方死亡(含被宣告死亡)或离婚时为止。

总体而言,老年人再婚后夫妻共同财产包括以下几个方面:

(1)夫妻一方或双方在婚姻关系存续期间通过劳动所得的收入和购

置的财产。如工资、贵重首饰、摩托车和汽车等。

(2)夫妻一方或双方在婚姻关系存续期间通过继承、遗赠、赠与和其他合法途径(如股息、利息、红利等)所得的财产。

(3)夫妻一方或双方在婚姻关系存续期间由知识产权取得的经济利益。如专利权所得报酬、稿酬等。

(4)夫妻一方或双方从事承包、租赁等生产、经营活动的收益。

(5)夫妻一方或双方在婚姻关系存续期间取得的债权。

(6)在夫妻婚姻关系存续期间,复员、转业军人所得的复员费、转业费,结婚时间在10年以上的,视为夫妻共同财产。

(7)一方婚前个人所有的财产,婚后由双方共同使用、经营、管理的,房屋和其他价值较大的生产资料经过8年,贵重的生活资料经过4年,可视为夫妻共同财产。

(8)结婚登记时,夫妻一方或双方受赠的礼金、礼物应认定为夫妻共同财产。

(9)夫妻分居两地分别管理、使用的婚后所得财产,应认定为夫妻共同财产。

(10)婚前财产和婚后财产无法查清的,应推定为夫妻共同财产。即如夫妻双方对某项财产的归属有争执,除非主张权利的一方提出有力证据,否则一般就视为夫妻共同财产。

在婚姻关系存续期间,夫妻对共同财产是共同共有,不可按双方收入的多少和有无来划分。此外,夫妻双方对共同共有的财产享有平等的处理权,同时,对在共同生活中的消费及债务等,必须以共同财产来负担。

那么如何解决再婚财产的纠葛呢? 解决再婚财产纠葛问题,根本之道是要建立合理的约定,或者说是一种"游戏规则"。

具体来说,第一个不变是"双方婚前财产所有权不变"。即再婚前财产属于谁的,再婚后仍然属于谁。对对方的房产和室内家具等生活资料，夫妻之间有使用权、管理权、维护权，没有所有权和处分权。这就需要双方在婚前进行财产公证。

第二个不变是“双方婚前财产继承权不变”。谁的婚前财产由谁的子女继承，这是第二个不变的核心内容。

第三个不变是“双方亲子关系不变”。

这一条包括五点内容：一是称呼不变。老年人再婚之后，子女称呼自己的老人仍是爸妈，而对父母再婚的老伴，可称爸妈也可称叔叫姨；二是赡养关系不变。父母再婚后，子女仍要赡养自己的老人，而可以不赡养父母再婚的老伴；三是护理关系不变。再婚的老年人患病需要护理时，第一护理人是老伴，第二护理人则是老人自己的子女，对方子女没有护理义务。相应地，在一方大病需要经济支持时，第一出资方应是得病者本人，第二出资方是病人的子女，第三才是再婚的老伴根据实际能力提供支持；四是养老送终的关系不变。老年人再婚后，子女只为自己的父母养老送终，妥善处理后事；五是继承关系不变。男方子女只继承男方婚前的财产，女方子女只继承女方婚前的财产。对于再婚夫妻婚后所形成的财产，夫妻之间有相互继承的权利，而双方子女没有法定继承权，只有遗嘱继承权利。

老年人在再婚之前作好财产公证，同时对一些可能产生的问题作好事前约定，这样就可以有效地避免困扰再婚的财产问题。处理好财产的纠葛问题，老年人终会迎来一个幸福快乐的晚年！

“养儿防老”赡养费不能少

根据《婚姻法》、《老年人权益保障法》以及最高人民法院的司法解释，有四类亲属对老年人负有赡养、扶养义务：一是老年人的配偶；二是老年人的成年子女；三是老年人的弟妹；四是老年人的成年孙子女、外孙子女。一般情况下，孙子女、外孙子女对祖父母、外祖父母没有赡养的义务，但当老年人的子女全部死亡或生存的子女没有赡养能力时，老年人成年的有负担能力的孙子女、外孙子女，对于需要赡养的老年人就有赡养的义务。另外，赡养人的配偶对老年人虽没有赡养义务，但根据《老年人权益保障法》第十一条第三款规定："赡养人的配偶应当协助赡养人履行义务。"

对老年人的赡养包括对老年人进行经济上的供养、生活上的照料和精神上的慰藉三大方面。

(1)对老年人的经济供养，包括：对无经济收入或收入较低的老年人，赡养人要支付必要的生活费，保证老年人的基本生活需要；对患病的老年人应当提供医疗费用和护理；对缺乏或者丧失劳动能力的农村老年人的承包田，赡养人有义务耕种，并照顾老年人的林木和牲畜等，收益归老年人所有。

(2)对老年人生活上的照料，主要指：当老年人因患病卧床，年高行动不便或患老年痴呆症等原因，致使生活不能自理时，赡养人要照顾老年人日常的饮食起居。

(3)精神上的慰藉，主要指：赡养人应尽力使老年人的晚年生活过得愉快、舒畅。现实生活中，对老年人精神上的赡养容易被忽视，随着物质生活水平的提高，对老年人精神上的慰藉将成为主要的赡养内容。

遗弃老年人，是指对老年人负有赡养、扶养义务的当事人一方，对需要赡养、扶养的老年人不履行其应尽义务的违法行为。如成年子女不赡养无劳动能力或生活困难的父母；配偶不履行扶养对方的义务等。对遗弃老年人情节较轻的，应进行严肃的批评教育，责令其改正错误，必要时给予行政处分或行政处罚；对拒不履行赡养、扶养义务的人，可依法强制其履行义务；对遗弃老年人情节恶劣的，依《刑法》规定予以处罚。

同时法律还规定，对虐待老年人的行为要依法进行严惩。虐待老年人，是指经常性地打骂、冻饿、禁闭老年人，或强迫老年人过度劳动，有病不给治疗，或其他折磨、摧残老年人身心健康的行为。现实生活中，虐待老年人的行为人大多是与老年人共同生活的家庭成员，如老年人的配偶、子女、儿媳、女婿等，他们一般负有赡养老人的义务。《老年人权益保障法》规定，虐待老年人情节较轻的，依照《治安管理处罚法》的有关规定处罚；情节恶劣，构成虐待罪的，依《刑法》的规定追究刑事责任。受虐待的老年人既可以采取正当的防卫行为来维护自己的权利，也可以请求居委会、村委会或其他社会组织的援助，对构成虐待罪的行为人，受虐待的老年人还可以向人民法院提起诉讼，追究其刑事责任。

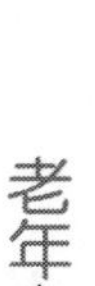

有一点需要提醒老年朋友的是，老年人与家庭成员因赡养、扶养或者住房、财产等问题发生纠纷时，可以寻求法律保护。根据《老年人权益保障法》的规定，老年人合法权益受到侵害时，被侵害人或其代理人有权要求有关部门处理，或依法向人民法院起诉。当然，也可以要求家庭成员所在地组织或居民委员会、村民委员会调解，调解不成可直接向人民法院起诉。老年人因其合法权益受侵害提起诉讼交纳诉讼费确有困难的，可以缓交、减交或免交；需要获得律师帮助，但无力支付律师费用的，可以获得法律援助。

1 乌鸦反哺是美德

我国已进入老龄化时期，老年人问题已成为国家、社会、法律、家庭已经老年人自身十分关心重视的问题。

尊老爱幼、勤俭持家、邻里和睦、家庭团结是中华民族的优良传统。

老年人权益保障中存在的主要问题

老年人是国家的财富、社会的财富，他们含辛茹苦为国家、社会、子女奋斗了几十年，步入老龄后还在发挥着余热，他们的合法权益得到了保护和重视，绝大多数赡养人对老年人尽到了赡养的义务。赡养人是指老年人的子女以及其他依法赋有赡养义务的人。在通常情况下，赡养人是老年人的子女。《婚姻法》第二十八条规定，有负担能力的孙子外孙子女。对于子女已经死亡或子女无力赡养的祖父母、外祖父母，有赡养的义务。这从两个层面明确了赡养人：即通常情况下是子女，特殊情况下是孙子女、外孙子女。《老年人权益保障法》第十一条规定：赡养老人是指对老年人经济上供养、生活上照料，精神上慰籍，照料老年人的特殊需要。但是，有些赡养人没有认识到老年人的自身局限性，不去生活上照料，不在精神上慰籍，甚至不予经济上供养，使这些老年人感到孤独、心灰意冷、缺乏生活的信心。老年人权益保障的基础是美好的道德。道德是关于善与恶、正义与非正义、公正与偏私、荣誉与耻辱等观念以及这些理念相适应的由社会舆论、传统习惯和内心信念来保证实施的行为规范的总和。保障老年人的权益，要靠道德的力量，让人民普遍的尽义务，讲义务不争权利，讲奉献不求索取。现在有一些不尊老敬老的人，常常怨恨自己的父母，责怪自己的父母"没本事"，以致造成没有劳保、家境穷、房子少，怨不得儿女对他们不孝，他们自己难辞其咎，这严重违背了社会主义道德的要求。对此，应结合《公民道德建设实施纲要》的学习和宣传，以"爱祖国、爱人民、爱劳动、爱科学、爱社会主义"为基本要求，以社会公德、职业道德、家庭美德、个人品德为着力点，广泛开展公民道德的实践活动，使"不孝之子"们在实践参与中思想感情得到熏陶、精神生活得到充实、道德境界得到升华。

随着经济的发展、法制的健全、社会的进步，老人的权益将会得到各界的重视，通过政府、社会、基层的共同努力，老年人的权益将会得到应有的重视和保护。

2 赡养费的计算标准

我国《婚姻法》规定："父母对子女有抚养教育的义务；子女对父母有赡养扶助的义务"。构成上述关系的赡养、抚养义务人，应依法承担赡养或抚养责任，若被赡养人或抚养人家庭人均月收入低于最低生活保障线时，赡养或抚养义务人应承担的赡养或抚养费按以下方法计算：

(1)赡养费的计算。首先计算子女家庭的人均月收入，子女人均月收入低于最低生活保障线时，视为该子女无力向父母提供赡养费。子女家庭人均月收入高于最低生活保障线时，超出部分，二个子女以内的按50 %计算赡养费；三个子女以上的按40%计算赡养费。应付的赡养费除以被赡养人数得出付给每个被赡养人的赡养费。

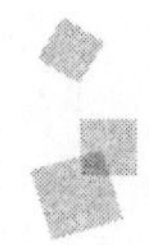

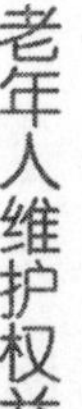

(2)抚养费的计算。经法律程序夫妻离异，不与未成年或不能独立生活的子女一起生活的，应负担子女的抚养费。只有一个子女时抚养费按其总收入的30%给付，有多个子女时抚养费按其总收入的20%给付。

(3)赡养费、抚养费的给付。实际给付额高于上述计算标准的，按实际给付额计算；实际给付额低于上述计算标准的，按上述计算标准计算。

关于赡养费的具体给付标准：

笔者认为，对老年人的基本赡养费，可以设各地居民人均消费支出及各地低保补助为上、下限，结合赡养人收入的比例(如20%左右)进行计算，即按赡养人收入一定比例所得数额(如赡养人收入×20%)对照前述上、下限，如该数额在此区间内的则以该数额确定赡养费标准，如该数额高于或低于上、下限的，则以上限或下限确定为赡养费标准。对老年人生病发生的医疗费，除保险理赔外，其余费用应按医疗部门的票据额计入赡养费中；对因生病或年老体弱生活不能自理而子女无法照料的，应将护理费用计算在赡养费内，而这一费用将根据有关养老机构证明或当地一般雇佣人员标准计算；对前述几项赡养内容也应以相应支出发票为据计算赡养费用。当然无论是赡养费的给付内容还是其计算标准都是相对而言，并非绝对。在确定赡养费给付内容及计算标准时既要考虑权利人需求的必要性，也要考虑义务人承受力的可能性，在充分保护老年人合法前提下，综合平衡各方利益。

3 给赡养费更需辅以亲情

赡养老人,费用有价,亲情无价。赡养父母是子女的法定义务,子女不得以种种理由自行免除。尊老敬老是中华民族的传统美德,赡养老人是法律规定的义务,但在现实生活中,一些人由于种种原因而不愿赡养老人或在赡养费上讨价还价,能少则少,为此致使父母和子女对簿公堂的并不在少数。从法院审理的此类案件情况可以看出,一些子女在对待赡养父母的问题上认识有误区,由此引发了纠纷。虽然赡养父母同时也是道德问题,但对这些法律认识上的误区也应当澄清。

莫让赡养纠纷成"社会伤疤"。尊老爱幼是中华民族的传统美德。可现如今,赡养老人这件简单得不能再简单的事情,却使得许多父母与子女、子女与子女之间反目成仇、对簿公堂。

《老年人权益保障法》第二章第十条、十一条明确规定,子女依法承担赡养父母的责任,否则被视为违法。

财产分配不一,赡养义务不减。何某的父母建有五间房屋,在分家产时,父母只分给了他一间房屋,而将另外四间分给了其弟。何某心理失衡感到不满,后拒付赡养费,并要求父母重新分割家产。何某父母诉之法院,要求其支付赡养费。该案经法院主持达成调解协议,由何某每年向父母支付赡养费1500元。法官提示:有些人认为,对赡养父母问题,权利和义务应当相对等,当对家产分配心怀不满时,便以此拒付赡养费。我国《婚姻法》第二十一条规定,子女对父母有赡养扶助的义务,子女不履行赡养义务时,无劳动能力的或生活困难的父母,有要求子女付给赡养费的权利。因此,如子女以家产分配问题为由拒负赡养义务是于法无据的。无论分得多少财产,子女都有赡养父母的义务。

老人久病卧床,岂能互相推诿。八旬老人刘某有七个子女,丈夫去世后她与小儿子涂某一起生活。后刘某的身体日渐衰弱,特别是中风后生活难以自理。对于刘某的生活和看病问题,涂某一人无法负担,而其他六个子女对赡养事宜意见不一，互相推诿，经乡里有关组织多次调解均没有结果。刘某遂诉至法院，要求除涂某之外的其他六个子女共同承担赡养费，并共同承担治病费用。经审理，法院判决六被告每月各承担原告刘某生活费40元，并各承担刘某的医疗费的1/7。

法官提示：赡养父母是子女的共同义务。有的子女当老人身体健壮时，争着让老人到自己家做家务、带孩子，一旦老人年老体衰或生病需要照顾时，却表现冷漠，以至互相推诿。尤其是对久病卧床的老人，一些子女认为是沉重的包袱，为医疗费用、护理工作的承担，斤斤计较，极力推托，致老人于无人照看的境地。这不仅有违道德，也违反法律规定的赡养义务。本案中刘某疾病缠身，更需子女悉心照料，但子女间却为赡养问题争执不下。这种行为不仅在道德上应受谴责，而且也违反了法律规定的义务。

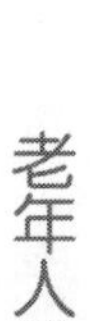

其实，用法律的方式解决赡养问题是迫不得已。为人子女者需谨记，因为子女不孝顺而对簿公堂，对于年老体衰的老年人来说，无疑是雪上加霜。在社会保障体系尚未完善的时候，老年人不仅需要在物质方面依靠子女，更需要在精神方面得到子女的关怀。

老年人合法权益的保护不仅是个法律问题，同时也含有道德因素，要坚持“法治”与“德治”相结合。道德规范是法律规范的基础，而法律规范又反过来强化和维护道德规范。在一定意义上可以说，“德为法之魂，法为德之体”。要化解复杂的家庭矛盾和改变重财轻德现象，最根本的还在于发挥道德教育的力量。对于家庭来说，当前甚至在今后相当长的时期内，子女仍将是养老的主要承担者，子女对待老年人主要是一个“孝”字。因此，要在家庭中大力弘扬“孝”这一中华民族一向推崇的传统美德。如何对待老年人，不但是家庭问题，更重要的是社会问题。对于社会而言，要把开展敬老、爱老、助老为主题的道德教育活动提升到促进代际和谐、加强精神文明建设和构建社会主义和谐社会的高度来倡导。要充分发挥舆论引导和舆论监督在维护老年人合法权益中不可替代的

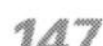

作用，在全社会提倡敬老爱老的优良传统，建立团结和谐的家庭关系。

我的财产我做主

老人对自己的财产，有绝对的处分权，即使将自己的财产用遗嘱的方式全部给予某一个子女，法律也予以保护，即使将财产遗赠给他人，也是同理。当然，法律也规定必须给不能独立生活和照顾自己的子女保留必要的份额。

老人对自己的财产有处理权，任何人无权干涉，没有过户之前仍然是老人的财产，任何人不能以此为由拒绝赡养。

1 老年人处理财产有法可依

一般的老人或多或少都有一些自己的储蓄和财产，而老年人晚年如何理财，如何保护自己的财产，如何为子女分割财产和继承财产，如何依法保护老年人的财产等问题，已经摆在我们面前。

我国《老年人权益保障法》规定：“老年人自有或承租的住房、子女或者其他亲属不得侵占，不得擅自改变产权关系或租赁关系。”“老年人有权依法处分个人的财产，子女不得干涉，不得强行索取老年人的财物”。笔者认为，无论是社会人员或是老年人的子女、近亲属，都应依法保护与正确处理老年人之间的财产纠纷，不能以种种理由和借口侵犯老年人的财产处置权利。而想要保护老年人的合法财产，除儿女们自身做到外，政府更应该出面对侵犯老年人财产的违法行为进行劝阻、教育和调解，同时，一些民间的组织也应参与老年人财产的保护里来，要提高老年人法律意识，对侵犯自己财产的违法行为，无论是子女、近亲属，还是社会人员,要敢于打破情面,理直气壮地诉诸法律。司法机关则应利用法律最大限度地保护老年人的财产不受侵犯,维护老年人的合法权利。

各级政府和有关部门办理房屋权属关系变更、户口迁移等涉及老年人重大人身和财产权益事项时,应当就办理事项是否为老年人的真实意思表示进行询问,并依法优先办理。

老年人离婚后的财产又如何处理呢?离婚后夫妻在财产处理上包括三个方面:

(1)夫妻共同财产的分割;

(2)夫妻共同生活所负债务的清偿;

(3)对生活困难一方的补助。

后两个方面与一般男女离婚案件的处理相同,可根据我国《婚姻法》第二十九条、第三十条、第三十二条、第三十三条的规定处理。这里主要讲夫妻在婚姻关系存续期间共同财产的分割和处理。

第一,老年人再婚时,夫妻双方有约定的(最好是书面约定),只要约定不违反法律的规定,按约定处理。

第二,夫妻婚前财产及夫妻婚后个人财产,不属于夫妻共同财产的,离婚时仍归各自所有。

第三,夫妻共同财产是指夫妻婚姻关系存续期间所得的财产。即自结婚登记之日起到离婚时婚姻关系终止之日止这一期间内,一方或双方的财产。

一般应根据我国《婚姻法》第三十一条,《妇女权益保护法》第七章"婚姻家庭权益"以及最高人民法院1993年11月3日发布的《关于人民法院审理离婚案件处理财产分割若干问题的具体意见》的规定分清个人财产、夫妻共同财产和家庭财产,坚持男女平等、保护妇女儿童的合法权益、照顾无过错一方、尊重当事人的意愿、有利生产、方便生活的原则、合情合理合法地予以解决。

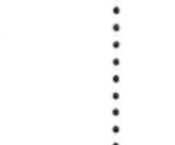

2 老年人处理身后财产有讲究

房产在当下已经成为一个家庭最重要也是最大的一笔财产。许多老年人基于对未来遗产税等不确定因素的考虑,往往在生前就安排了自己的房产。但在实际操作中,如何才能保障自己的合法权益不受侵犯,避免日后不必要的纠纷产生?

看看下面这个案例。季老先生和许老太夫妇居住在一套售后公房内。这套属于夫妻共有的房子,产权一直登记在许老太一人名下。考虑到外孙女小姚自幼身患白化病,家庭经济状况比较拮据。而老夫妻俩这两年的生活又一直由女儿季女士照料。于是,老人就想把房屋产权早点送给小姚。出于费用方面的考虑,老夫妻没有去办赠与公证,也没有和女儿季女士签订遗赠抚养协议。2010 年 7 月,季老先生夫妇和小姚直接到房地产交易中心,由许老太和小姚签订了房屋买卖合同,以买卖的形式将房子过户到小姚的名下。

一段时间后,当老人的其他子女了解到这一情况后,事情发生了变化。在一次意外中,季老先生摔成了骨折,季老先生的孙子坚持让老人入院治疗,而经济拮据的季女士却主张让老人在家静养。家庭矛盾陡然升级。

去年 8 月,季老先生和许老太起诉到法院,以许老太是文盲,并且房屋的过户未征得财产共有人季老先生同意为由,主张撤销许老太与小姚之间签订的房屋买卖合同,并要求将房屋产权恢复到许老太名下。小姚在法庭上辩称,她和外祖母之间签订的房屋买卖合同形式上是买卖,但实质是赠与,无论是许老太还是季老先生都清楚知晓这一事实。

法院最终对此案作出判决,驳回季老先生和许老太的请求。同时,通过法庭调解,被告小姚自愿每月给付老人 400 元的生活费,季女士也承诺今后将继续照料老人的起居生活。

一起涉及老年人处分自己名下房屋后产生的纠纷,透过纠纷的表面可以看到引发纠纷的原因。老年人应如何合法、合理地处分自己房屋而又能避免纠纷的发生，以及即使陷入纠纷又如何保障自己的合法权益？

以签订买卖合同的形式将房屋产权无偿赠与给自己的后代，老年人的目的是想健在的时候对名下的房屋产权作出处分，但赠与发生后双方却产生了矛盾。无论案件本身的处理结果是否支持了老年人的诉讼请求，老年人的晚年生活总会因此而受到影响。为了能够避免这类纠纷的发生，笔者提出以下建议：

一是要慎重考虑。现在的老年人一般有多个子女，房子留给哪个子女或者孙辈，每个人有不同的想法。老年人因为年龄和健康原因，往往考虑问题缺乏足够的理性，常常仅凭自己直观感受作出判断。老年人应该全面考虑哪个子女最值得自己把房屋留给他。

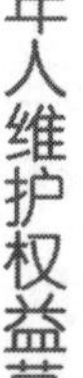

二是如果考虑不清楚，就未必要在身前就把房屋产权处理掉。通过赠与合同或者名为买卖实为赠与的方式过户房屋产权都是需要缴纳税款的，若非必要，完全可以通过订立遗嘱或者遗赠抚养协议的方式安排自己的房产。遗嘱或者遗赠抚养协议可以在老年人去世后完成对于名下房屋安排的意愿，通过遗产继承方式过户产权，目前是不需要纳税的。不论订立遗嘱还是遗赠抚养协议，对于老年人的权益而言都具有相对更好的保护作用，一旦情况发生变化，老年人也能更为自主和便捷地撤销这些文书。这样的话，对于遗产继承人来说既能感受到老年人对自己关爱，也会认真对待自己应尽的义务而不至于在房屋到手以后就对老年人不管不顾甚至侵害老年人的合法权益。

三是老年人应该努力避免受其他人的干扰而出现反复。如果老年人在生前完成了自己名下房屋的赠与后，其他人尤其是没有获得房屋产权的其他子女可能会出现心理上的不平衡，如此，老年人便会因此受到很大影响，这样往往会激化家庭矛盾。

正确立遗嘱

随着个人财富的积累增加，遗产继承问题成为了常见问题，由于遗嘱引发的继承纠纷诉讼也时常见到。老年人有权利立遗嘱，但是立遗嘱不恰当，往往引起老年人家庭赡养纠纷以及继承纠纷，破坏家庭的和睦。在此，与老年人谈一下立遗嘱需要考虑到的几个问题。

1 老人立遗嘱宜早不宜迟

人到老年，应当早早为自己的后事予以安排，立下遗嘱。遗嘱的内容不仅仅是财产问题。诸如对子女的教育和告诫、老伴的生活、亲朋关系，自己的丧事安排以及其他需要交代安排的家事。

现实社会中，有许多老人认为没有什么事，无须安排交代。可是，等老人一闭眼，事情就出来了。子女亲属们纷争不断，甚至反目为仇，闹到法庭上。如果老年人生前多考虑一下，并立下遗嘱，那么就可避免这些无谓纷争。

有的老年人自尊心很强，不愿子女知道自己的财富，以免引起混乱。还有的老年人怕自己立的遗嘱不合子女的心愿，打上门来破坏了眼前的平静与团结。但这都不是不立遗嘱的理由，恰恰相反，更有必要立下遗嘱。因为，生前如果不解决这些矛盾，过世后必然会引起混乱和纷争，留下后遗症。这也是老年人所不希望的。至于怕子女知道财产数目和遗嘱内容，这个问题很好办，可以立下密封式的遗嘱，使内容暂时处于保密状态。遗嘱立好后，可将它存放于社会公证处。城市、乡镇一般均设有公证处。公证处不仅负责保存遗嘱，而且负责保密，直至老人去世后方能拆封、宣读。

有的老年人觉得立遗嘱不吉祥，会影响寿命。这是没有科学依据的。相反，遗嘱并不是要在病危临终前才立，遗嘱就是要在自己健康、头脑清醒的时候来立。否则,到自己年老病重时,话说不清楚,笔拿不起来,怎么立遗嘱?

随着普法的进一步深入,现在越来越多的老年人呈现出提前立遗嘱的热潮,为自己的财产提前指定继承人,以免一旦下世后给后人留下“后遗症”。但笔者要提醒,老年人立遗嘱应避免四大误区,以免遗嘱无效。

其一,将夫妻共同财产混同为遗产。其二,书面遗嘱未补办,口头遗嘱便无效。根据《继承法》有关规定,遗嘱人在危急情况下,可以立口头遗嘱。但在危急情况解除后,遗嘱人能够书面或者录音立遗嘱的,所立口头遗嘱无效。其三,让有利害关系的人作为遗嘱见证人而影响遗嘱的认定。公民立遗嘱需要见证人在场证明,《继承法》明确规定,见证人不得为继承人、受遗赠人或与继承人、受遗赠人有利害关系的人,且人数应在两人以上,否则遗嘱无效。其四,遗漏法定继承人。按照有关规定,遗嘱应当对缺乏劳动能力又没有生活来源的继承人保留必要的遗产份额。

综上,如若真要及早立遗嘱,要慎之又慎,避免上述误区,使遗嘱真正成为一个合法的遗嘱,只有这样,才能避免很多不必要的麻烦。

遗嘱是老年人必须做的一件事。不说给后人留下什么荣誉财富,但至少不要给后人留下什么纷乱。让自己亲手建立起来的幸福家庭,能够健康地发展延续下去,这才算胜利地走完人生的全过程。

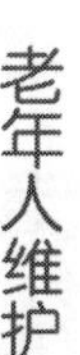

2 老人立遗嘱需要注意的问题

订立遗嘱是处理遗产的主要方式,及时订立完善、合法的遗嘱可以很好地保护老人们的财产处分权,避免产生遗产纠纷,有利于家庭的安定。但在生活中,不少老人由于缺乏立遗嘱的法律常识,对立遗嘱存有误解,致使所立遗嘱无效或部分无效,给子女留下了后患,影响了家庭和睦。为了晚年生活的幸福与安定,老人们在立遗嘱时应注意如下事项:

改变传统观念。遗嘱并不是遗言。许多老人认为订立遗嘱就是在订立遗言，以为立遗嘱就是要向儿女交代后事，普遍有较早立遗嘱是不吉利的想法。其实这些想法是一种对遗嘱的误解。遗嘱是《继承法》规定的一种法律行为，内容以处理遗产为主，并不是所谓的临终遗言。遗嘱既可以在身体健康时立，也可以在临终时立。国外的年轻人、中年人立遗嘱的现象很普遍。近几年，国内年轻人、中年人立遗嘱的现象也渐渐多起来。因此，老人及其子女要改变观念，以平常心态对待立遗嘱。

树立维护自己合法权利意识。老人要树立自己的财产所有权者意识，坚持自愿订立遗嘱，在不违反法律的情况下自由决定遗嘱内容，确立遗产继承人。根据《民法》和《继承法》的规定，老人对自己的财产享有充分的处分权，订立遗嘱是实施权利的一种法律行为，这种权利是受法律保护的。现实中，有的子女主动要求老人立遗嘱甚至强迫老人立遗嘱，有的子女还干涉老人遗嘱的内容，甚至为遗嘱的事情闹起家庭纠纷，这些行为都是违法的，是对老人自由处分其合法财产权的一种侵犯。然而这种在受胁迫、威逼下所订立的遗嘱并非老人真实的意思表示，其合法性也是不被认可的。

及时、清晰、合法订立遗嘱。立遗嘱是一种法律行为，既然是法律行为就必须要具备法律所要求规定的要件。如意思表示真实、遗嘱内容合法清楚等。有的老人在身体十分虚弱时、临终时、患有重病时才想起立遗嘱，这个时候也能订立遗嘱，一般是采取他人代书或者口头的形式订立遗嘱。但是这种情况下老人一般意识不清、思维混乱，甚至口述不清楚以及无法签名或者独自按压手印，这样就对所立遗嘱内容的有效性会产生不必要的麻烦。在现实生活中因怀疑临终所立遗嘱效力而产生家庭纠纷的案例较多。因此，老人应在身体健康、思维清楚时及时立遗嘱，避免子女在自己身后产生不必要的遗产纠纷之争。

注意选择订立的方式。立遗嘱有不同方式，一般有公证遗嘱、自书遗嘱、代书遗嘱、口头遗嘱、录音遗嘱等。《继承法》对此有相关的规定与要求，这里不再一一说明。其中在众多形式中公证遗嘱效力是最高的，最为规范。在同时存在多个遗嘱的情况下，公证遗嘱是最具法律效力的遗嘱，老人去世后，它可以直接产生遗嘱效力。而其他形式的遗嘱一般使用的程序比较麻烦，还容易产生纠纷。

内容合法、准确、完善。遗嘱的内容要符合《继承法》的规定，内容要完善，措词要简练准确，书写或打印要清晰。遗嘱中所涉及内容要避免以下几种错误：处分不属于自己个人合法财产的他人财产。例如：处分和妻子共有的财产中属于妻子的财产份额；剥夺继承人中无劳动能力又无生活来源的人（如未成年人、残疾子女等）的继承权；涉及财产之外的事等。遗嘱内容要表明立遗嘱人和继承人的基本状况，处分的财产情况（如房产坐落门牌、面积等），订立日期等均要具备。措词要准确，书写或打印要清楚，不得涂改。

对订立的遗嘱注意保密。老人订立遗嘱后，遗嘱内容要注意保密，遗嘱书也要妥善保管，防止丢失或被别人篡改。虽然遗嘱中篡改的部分无效，但是会产生不必要的麻烦。日常生活中，有的子女在获知老人立遗嘱或遗嘱内容后，对自己不是遗嘱中的继承人或继承份额较少，便会找立遗嘱人或其他继承人闹事，使老人被迫多次修改遗嘱，造成老人身心受到很大伤害，也不利于家庭的和睦与团结。因此，老人有必要作好遗嘱保密工作，在适当的时候把遗嘱书交给继承人。

生前可以撤销或修改遗嘱。遗嘱是一种单方的自愿、真实处理自己合法个人财产的法律行为，老人在立遗嘱后，完全可以撤销或修改前一个遗嘱，可以再立一个新遗嘱。公证遗嘱也可以撤销或修改，但必须到公证处去撤销或修改。在存在多个遗嘱时，以最后订立的遗嘱为准。

3 生前可以撤销或修改遗嘱

老警官陈景浩有一套商品房，曾经立遗嘱将房产分给两个儿子。3年前，陈景浩突发脑溢血后生活不能自理，大儿子对老人不闻不问，一直都是女儿和二儿子照顾。半个月前,陈景浩提出想重新立一份遗嘱将房产给女儿和二儿子,但大儿子却不同意,说从前的遗嘱已经公布了,不能再改动。根据我国《继承法》规定,"遗嘱人可以撤销、变更自己所立的遗嘱。立有数份遗嘱,内容相抵触的,以最后的遗嘱为准。"遗嘱人虽然可以在遗嘱设立后的任何时间,变更或撤销遗嘱,但必须符合下面的条件才能发生效力:1. 变更或撤销遗嘱时,遗嘱人必须具有立遗嘱能力。2. 遗嘱的变更、撤销,只能由遗嘱人亲自依法定方式和程序进行。3. 遗嘱人如果因为受胁迫、欺骗而变更、撤销遗嘱的,不发生法律后果。

依照《继承法》相关规定,老年人对所立遗嘱最好进行公证,经过公证的遗嘱法律效力高于其他形式的遗嘱,如自书、代书、口头和录音遗嘱。由于遗嘱是一种单方的自愿的法律行为,遗嘱人有权立遗嘱,也有对自己所立遗嘱予以变更或撤销的权利。法律允许遗嘱人对经过公证的遗嘱进行修改或撤销,但必须到公证机构办理撤销或修改。

律师解释,我国《继承法》第二十条规定,遗嘱人可以撤销、变更自己所立的遗嘱。立有数份遗嘱,内容相抵触的,以最后的遗嘱为准。自书、代书、录音、口头遗嘱,不得撤销、变更公证遗嘱。最高人民法院《关于贯彻执行〈继承法〉若干问题的意见》第四十二条规定,遗嘱人以不同形式立有数份内容相抵触的遗嘱,其中有公证遗嘱的,以最后所立公证遗嘱为准;没有公证遗嘱的,以最后所立的遗嘱为准。

律师说,遗嘱公证是公证机关根据遗嘱人的申请,依法证明所立遗嘱的真实性、合法性的行为。经过公证的遗嘱不能用其他遗嘱加以撤销或变更。所以老人若打算对以前经过公证的遗嘱进行修改,必须重新立一份不同内容的新遗嘱进行公证后,才具有法律效力。

律师说,现实生活中因怀疑老人临终所立遗嘱效力而产生家庭纠纷的现象较多。由于公证遗嘱可以撤销或修改,在同时存在多个公证遗嘱的情形下,以最后一个为准。老人去世后,公证遗嘱可直接产生法律效力,其他形式的遗嘱一般不能直接生效,需要继承人另外举证,程序上较麻烦，容易产生纠纷。

律师建议，老年人在身体健康、思维清楚时及时作公证遗嘱，避免子女在自己身后产生纠纷。

4 嘱咐继承人及时办理遗产过户手续

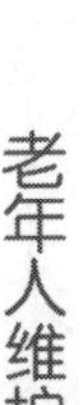

出于疼爱孙辈等原因，不少年长者会选择将财产直接留给他们，并在生前立下遗嘱。但许多受赠人并不了解此类遗赠具有时效性，并应该在知道受遗赠后的两个月内作出对遗赠接受与否的表示，否则就被视为放弃。

日前，崇安法院审结了一起该类案件，由于王女士未及时办理房产过户手续，其手里的公证遗赠书过期无效，房产归法定继承人所有。无奈，王女士只能起诉至法院要回房子。

王女士从小和外公外婆同住，感情很好。长大后，王女士以外公的名义买了一套房屋，给两位老人及自己的父母住。这事当时全家人都知道，老两口也一再表示，以后此套房屋仍属于王女士。

2000 年，王女士的外公想到自己年事已高，为防止去世后大家对房子有争议，便同老太商量后去公证处办理了遗赠书，表示在其去世后房屋归王女士所有，该公证书也一直存在王女士的母亲处。

2002 年，王女士的外公去世。考虑到外婆还健在，自己又持有房产证和遗赠书，王女士就想把房屋过户的事情缓一缓。去年，外婆去世，王女士才去办理房屋过户，但公证处的人说该遗赠书已经过期失效，不能办理。作为法定继承人的王女士的舅舅又下落不明，无法配合其办理房屋过户手续。情急之下，王女士只能将外公外婆的法定继承人告上了法院。

在法庭上，王女士的亲属分别证明了王女士的母亲曾在 2007 年时召开过家庭会议，向大家出示了该份公证遗嘱，得到了大家的一致肯定。

法院审理查明后判决，该案所涉房屋归王女士所有。

所以应嘱咐继承人及时办理遗产过户手续。老人立遗嘱后，应在适当时机将遗嘱书交给遗嘱中的继承人或受赠人，并嘱咐其及时办理遗产过户手续。遗产中的房产、存款、车辆、股票等都需要办理过户手续。受遗赠的人应当在知道受遗赠后两个月内，作出接受或者放弃受遗赠的表示，到期没有表示的，视为放弃。继承人拿到遗产后不能当做万事大吉，还要根据法律、法规的具体规定，及时办理财产过户手续，以免继承权受到影响。

轻松旅游颐养天年

轻松旅游颐养天年

打点背包走出去

警察工作的特殊性一般人接触不到，从外表看感觉一身警服挺威风，既神秘，又光荣。殊不知我们在工作岗位上的压力有多大，强度有多高。大多数警官长年忙于工作，令人敬佩。很多老警官退休回家之后，总觉得空虚失落。其实，快乐是一种感觉，不快乐也是一种感觉。人们总是在感觉中徘徊。退休前，我们也去过很多地方，但那时候出差是外勤搞调查或者开会学习，没有时间游山玩水。现在，应该抛弃退休后的空虚和失落，打起精神打点背包走出去。只要有背着背包走出去的经历，就会使我们放松身心，并且加深理解旅行的真谛。

出去走走会有许多收获，回来以后您会发现真的很开心。有过度假经历的人发现，假期过得很快，假期结束以后回到家里，好像总有回忆不完的美好事情。根据科学家的分析，这是由于人们的大脑形成了大量的记忆，影响了对时间的感觉和知觉造成的。旅游度假期间所经历过的新鲜愉悦的事情，虽然很快就过去了，可是这些美好的经历，会长时间留在您的大脑中。这些新的记忆，回想起来玩味无穷。

缺乏新的记忆，经常使老年人感觉时间过得很快。如果你想让自己的生命历程感觉起来变长了，就赶快行动起来打点背包走出去吧。为了减慢生活进程,您确实需要加快步伐走出去,接触一些以往您从来没有接触过的新鲜事物,和一些与您经历不同的人相处,品尝一些您还没有吃到过的美食等。抓紧时间享受人生,就可以理解为“延长了我们的生命”。

1 目的地选择有技巧

“读万卷书不如行万里路”。当前,旅游已经成为现代生活中一项必不可少的潮流活动,具有很强的诱惑力和吸引力。在参加旅行社组织的各种不同的旅游线路项目以外,还有很多人迷恋上了个性化的自助旅游方式。

退休警官同行者志趣相投,对于旅游目的地的选择容易达成一致,对于自己参加旅游活动,想要了解本专业的“特色”更是格外偏好,比如老警官们在职的时侯所从事专业特色的旅游项目等,会成为他们的首选。

休闲型自助旅游者多以家庭为单位,或流向以海滨为代表的度假型旅游目的地,或流向城市周边的景区(点)。而对城市周边游来说,自驾车旅游是比较流行的旅游方式。我们外出去旅游,大多数是从个人偏好出发选择旅游目的地的,但是出行前同时应该关注当地季节气候条件、人文状况特点以及交通、餐饮、住宿条件的影响因素来决定旅游目的地,这样才能够最大程度地使自己满意而归。对于退休老警官来说,在旅游目的地及出游时间的选择上,或是避开观光型的热点旅游目的地,或是避开其高峰旅游期。要学会反季节游览热点景观,领略不一般的风景。旅游目的地的选择在出行前要做好充分的准备:收集旅游目的地的旅游资源、当地风土人情等相关信息,设计线路,选定交通工具,查询航班及车次情况,根据预算条件查找相应的住宿设施,进行票务预订。对于自驾车、自行车旅游者来说,必要的装备及路况信息的准备更是必不可少。

这种准备工作使旅游者能更全面地了解旅游目的地的情况。在旅游过程中，自助旅游者的食、住、行、游、购、娱都更贴近当地人的生活，能更真实地接触当地居民，感受当地的自然、历史、风土人情及社会习俗。同时他们还能根据自己的喜好，就某一方面或某一主题对目的地进行深度了解。结合警察工作的特点，介绍一些适合老警官出游的景点。

(1)北京警察博物馆

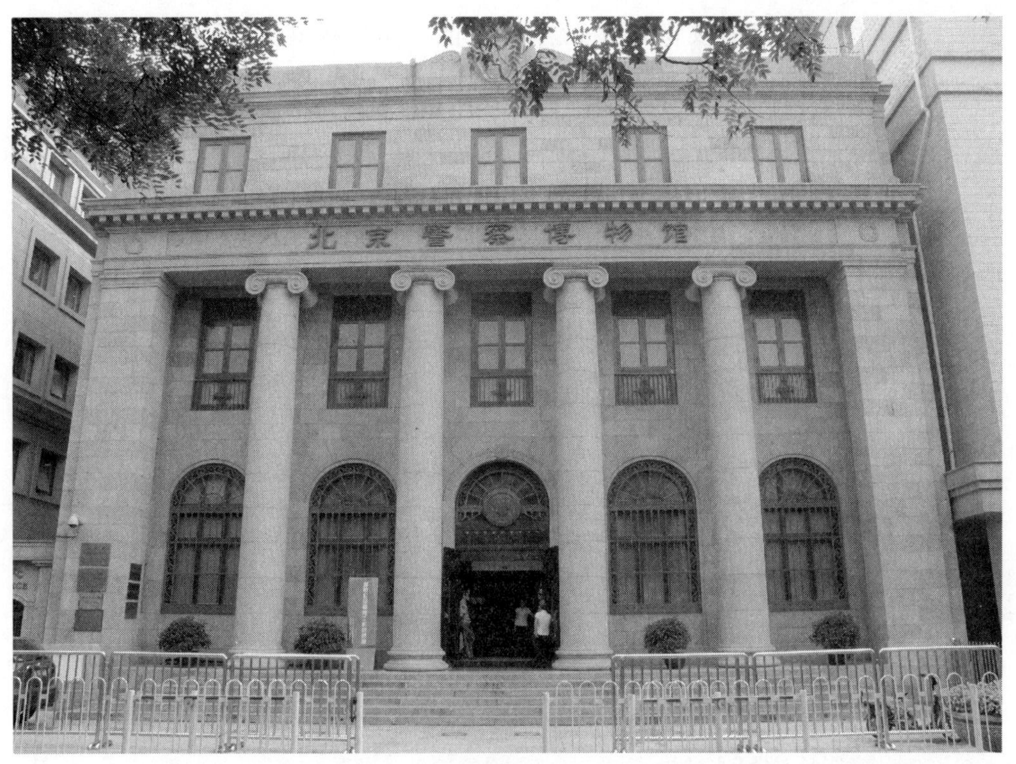

北京警察博物馆

馆体建筑建于20世纪初，建筑风格为西洋古典式。博物馆展出面积为2000平方米。现有藏品7000余件。馆内展示以实物为主，兼附图片、文字、模型等。

全馆设四大展厅：

北京公安史厅：以编年史的方式再现首都警察保卫党中央、保卫首都，出色地完成各个时期的公安保卫工作的光辉历程。

刑事侦察、监所厅：六十多年来，随着刑事侦察、监所看守组织机构的逐步建立和完善,公安机关同各种违法犯罪作斗争的技术手段和看守管理水平得到显著提高,为保卫人民生命财产的安全和社会的长期稳定作出了巨大贡献。

警种职能厅:内容包括为民服务、缅怀英烈等。

警械装备厅:展示枪支、服装、科技强警、警务交流、公安文化等内容。

博物馆设置的指纹识别系统演示、全真场景模拟射击训练等多项可操作的互动项目。随着侦查技术的进步,现在已经有 DNA 技术,经过提取样本,可以迅速、准确地找到犯罪嫌疑人。我们还可以看到现场的测谎仪演示。这项技术应该被准确地称为"多参量心理测试技术"。而一向被人们津津乐道的"测谎",只是这项技术中的一个方面。在三楼的警械装备厅,简直就是枪的海洋。中国的枪支属于管制器械,只有特殊职业的人才有资格在特殊的场合携带。

北京警察博物馆地址:北京市东城区东交民巷 36 号。

交通路线:公交车可乘 2 路、20 路、5 路、120 支线、22 路、726 路前门站下车;或乘 8 路、60 路、正义路南口站下车;或乘 9 路、819 路、729 路、744 路正义路站下车。

乘地铁可在前门站东北出口、向东约 500 米,北京市公安局北门。

(2)上海公安博物馆

上海公安博物馆是国内首座公安专题博物馆,展馆面积达 8500 平方米,于 1999 年 9 月正式对外开放。设有序馆、公安史馆、刑事侦查馆、治安馆、交通馆、监狱馆、看守所馆、消防馆、装备馆、英烈馆、警务交流馆和消防模拟演练馆等十几个分馆,记录了自 1854 年上海建立警察机构一百多年来的历史沿革以及公安民警在打击犯罪、保障各项建设、维护社会稳定等各方面的业绩。同时,博物馆还收藏了从晚清至今公安题材的中外藏品 10000 余件,其中国家一级文物 49 件。

馆内的枪支:枪支是一种传统的精密机械设备,随着科技的发展,在

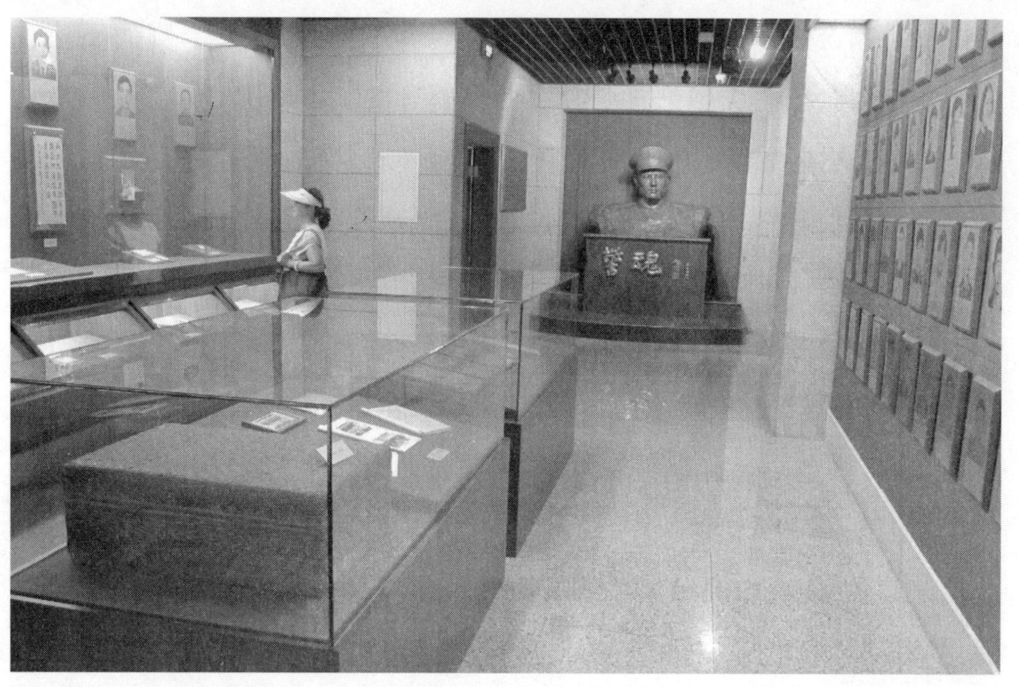

上海公安博物馆内景

不同阶段又融进了许多新技术，特别是有些枪支工艺精美，成为艺术品。因此长期以来，在世界范围内，有许多人对作为工艺品的枪支抱有浓厚兴趣。

上海市公安博物馆首次正式展出了来自17个国家的200余款各式枪支。规格之全，珍贵程度之高，堪称世界之最。其中既有各个时代的代表性枪支，还有各种著名品牌、型号和伪装成普通用品的枪支。特别是一把由孙中山先生使用过的勃朗宁手枪，被视为镇馆之宝。此外，旧上海滩风云人物——青帮头目杜月笙、流氓头子黄金荣使用过的水果刀手枪、三寸金枪也在展品之中。

刑事侦查馆：此展馆撷选了1949年上海解放后本市公安机关侦破的30起重、特大案例，陈列了大量与之有关的实物、资料和刑技设备，充分反映了上海地区刑事犯罪活动的特点和发展变化之外，还展示了上海公安机关维护社会稳定、打击刑事犯罪活动的手段和力度。

治安馆：此展馆反映了旧警察机构和人民公安机关建立以来治安管

理的沿革情况，陈列了自晚清以来的200余件实物，从一个侧面反映和展示了上海公安机关依法加强社会治安管理的基本概况。

交通馆：此展馆展示了上海有关车辆管理、交通管理和交通管理设备的照片及实物共200余件，充分展示了上海交通管理近一个世纪的发展轨迹。

监狱和看守所馆：此展馆展陈实物100余件。反映了旧上海监所摧残、折磨人犯和新上海监所教育、改造人犯的强烈对比。本馆还复制还原了号称"远东第一监狱"的上海提篮桥监狱部分特殊监房，展陈了新建使用的上海看守所模型。

消防馆：此展馆展示了从明清至今消防器材由简陋到完备的演变发展，共陈列了珍贵实物及具有历史价值的照片300余件，充分反映了上海是我国近代消防兴起最早、比较发达的地方之一。

警务交流馆：此展馆展示了自1979年以来，上海市公安局与世界各国、各地区警察之间的合作与交流。陈列了部分国家和地区警务界赠送的警用标志、警务用品、纪念品100余件。

英烈馆：此展馆展陈了1949年5月以来本市62名公安英烈的英勇事迹和珍贵遗物，充分体现了公安英烈无私无畏的英雄气概、高尚情操。

上海公安博物馆地址：上海市瑞金南路518号。

公共交通线路：公交17路、205路、41路、89路、96路、781路、43路、72路、733路、旅游二号线、786路、781路、17路、89路、96路、205路、43路、835路、隧道一线、隧道七线、933路、869路、36路、253路、72路、218路、146路均可到达。

(3)伪满哈尔滨警察厅旧址

位于哈尔滨市南岗区一曼街243号(今东北烈士纪念馆)，建于1928年，是一座典型的欧洲古典主义风格的乳白色大楼，1933年改为伪哈尔滨警察厅，作为日本侵略者推行法西斯专政的工具，在其存在的13年中，日军在此犯下了滔天罪行。1934 年 4 月，中共满洲省委机关遭到伪哈尔滨警察厅的破坏；1935 年 11 月，著名的抗日民族女英雄赵一曼在战斗中受重伤被俘，在伪哈尔滨警察厅受尽各种酷刑折磨，最后被敌人押送珠河县杀害；1937 年 4 月 15 日，伪哈尔滨警察厅参与对地下抗日人员大逮捕，745 人被关进监狱，198 人被杀害；1940 年冬，伪哈尔滨警察厅又参与制造了惨绝人寰的“三肇惨案”，先后杀害 170 余人；1943 年春，伪哈尔滨警察厅再次参与制造了“巴、彦、兰、兴大逮捕”，先后两次逮捕抗日人员近 500 名，刑讯致死 103 人。

哈尔滨解放后，该旧址由人民政府接管。1948 年 10 月 10 日，东北烈士纪念馆在此建成并正式开馆。东北烈士纪念馆陈列展示了杨靖宇、赵一曼、赵尚志、陈翰章、汪亚臣、“八女投江”、李兆麟、朱瑞、董存瑞、陈树棠、侯成安等数百名烈士的遗像、遗物。

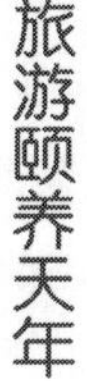

东北烈士纪念馆自建馆以来，至今已接待国内外观众 3000 余万人。中共中央宣传部、国家六部委、国家文物局及黑龙江省委、省政府先后授予烈士馆“爱国主义教育示范基地”等光荣称号。

（4）江西瑞金

20 世纪 20 年代末 30 年代初，毛泽东、朱德、周恩来、邓小平等老一辈无产阶级革命家在以瑞金为中心的赣南、闽西大地上创立了中央革命根据地，成立了中华苏维埃共和国临时中央政府。这里的一草一木，都蕴藏着震撼心灵的英雄史迹；这里的一山一水，都铭刻着革命先烈的赤胆忠魂。人民代表大会制度从这里发源，毛泽东思想从这里发祥，“八一”建军节从这里诞生，伟大的人民共和国从这里走来！“一苏大”旧址（中华苏维埃临时中央政府诞生地）、亘古不衰的“八角帽”（临时中央政府大礼堂）、当年的“中南海”（中央苏区局旧址）、“红井”…… 33 处全国重点文物保护单位，45 个中央国家部委旧址，180 多处革命遗址和纪念建筑物，虽经七八十年的风雨浸蚀，但在百年古樟的掩映下，无不彰显猷劲、气宇非凡和无穷的魅力。

(5)陕西延安

延安被人们誉为中国革命的圣地,这里孕育了伟大的延安精神。从1935年到1948年的13年间,党中央曾在这里落脚、锤炼,又从这里出发,走向全国的胜利。

位于延安城西8公里处的枣园(又名延园),因枣树多而得名,是1944年10月至1947年3月间中共中央书记处所在地。现旧址有一座小礼堂、三座平房和20余孔窑洞。毛泽东在此居住期间,先后撰写了许多重要文章,其中收入《毛泽东选集》的就有28篇。而延安革命纪念馆向人们全面展示了1935年10月至1948年3月近13年间,党中央在延安和陕甘宁边区领导中国革命的光辉历程。在馆前广场上,耸立着毛泽东的青铜像。延安革命纪念馆现对外开放的除了"党中央在陕北13年革命实践"的基本陈列外,还有凤凰山麓、杨家岭、枣园、王家坪、南泥湾五处革命旧址的原状陈列及南泥湾大生产运动辅助陈列等。

2 精选旅游线路

老年人不太适合在节假日、黄金周期间出外旅行。旅游黄金周出门人山人海、挤来挤去,吃住也紧张。其实,旅游黄金周是上班族的大餐,离退休人员在旅游黄金周期间选择个冷僻的旅游线路实在是万全之策。当个单枪匹马的背包客,或者三五好友随性组个小团,朝人少、远近合适、休闲又可行的地方进发,想必这样的旅游会很惬意。有许多精品线路,选择相对人少的时间段出发,才能享受到合适的价格、优良的服务和精彩的参观游览活动。

(1)华东旅游精品线路

主要游览上海——杭州——苏州——无锡——南京五市。

您可以去杭州体会西湖的浪漫传说,去上海感受大都市的摩登与繁华,去苏州欣赏甲天下的园林,去无锡领略太湖的锦绣风光,去南京感受六朝古都的历史韵味。另外,中国的水乡古镇也大多汇聚于此,不可错过。而黄山和千岛湖则是华东山水游必不可少的景点。

①上海

每幢建筑都是一段凝固的音乐,每个景点背后总有一段耐人寻味的故事。上海以其丰富的近代人文历史和建筑特色吸引了众多的海内外游客。

在这座城市里,你可以感受到上海独具魅力的海派文化,也可以把一次普通的旅游演绎成一次有益的心理文化旅程。

中国共产党第一次全国代表大会会址

中国共产党第一次全国代表大会的举行地是在一幢建于1920年的具有上海地方风格的石库门楼房内,这是当时出席大会的上海代表李汉俊和他哥哥的寓所。1921年7月23日,中国共产党第一次全国代表大会,就在楼下一间18平方米的客厅内召开。会议室的布置均恢复了原貌,家具物品是按原样仿制的。来自各地的共产主义小组代表毛泽东、何叔衡、董必武、陈潭秋、王尽美、邓恩明、李达、李汉俊、张国焘、刘仁静、陈公博、周佛海及陈独秀指派的包惠僧共13人,代表全国53名党员出席了大会,共产国际的两名代表也参加了大会。大会通过了党纲和决议,选举了由陈独秀、李达、张国焘三人组成的中央局,宣告了中国共产党的成立。

地址:上海市卢湾区兴业路76-78号。

孙中山故居

孙中山故居是一幢灰色的两层楼房,这是孙中山先生和夫人宋庆龄于1918年6月至1924年年底一起生活、工作的地方。在1925年3月,孙中山先生逝世后,宋庆龄继续在此居住到1937年。这幢房子是当时旅居加拿大的华侨们为解决中山先生在上海生活和革命活动无固定处所的窘迫处境,而集资买下赠送给他的。

地址:上海市卢湾区香山路7号。

中国共产党代表团驻沪办事处(周公馆)

中国共产党代表团驻沪办事处是一幢西式小楼房,为三层花园别墅,这就是当年的中国共产党代表团驻沪办事处,亦称“周公馆”。设立于1946年6月,它是抗战胜利后,中共代表团在上海设立的一个公开的办事机构,办事处对外称作“周公馆”。1947年3月5日,中共驻沪人员被迫离开上海前往南京,3月7日在董必武的率领下同驻南京人员一起返回延安。

1946年5月,国共和谈期间,周恩来曾四次来上海,每次都住在这里,并举行中外记者招待会,会见爱国民主人士,揭露蒋介石假和谈、真内战的阴谋,宣传党的制止内战、主张和平的方针,同时指导国统区共产党的地下斗争。由于国民党反对派发动全面内战,1947年3月,代表团被迫撤回延安。

地址:上海市卢湾区思南路73号。

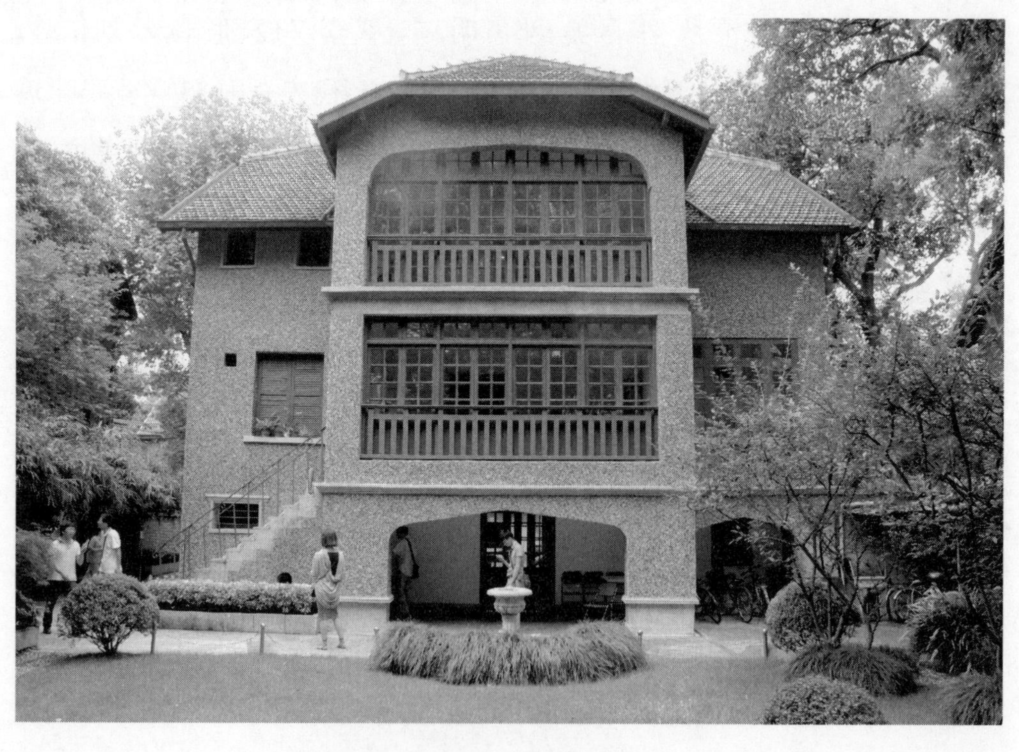

中国共产党代表团驻沪办事处(周公馆)

上海鲁迅纪念馆

上海鲁迅纪念馆是新中国成立后第一个人物性纪念馆，也是新中国成立后第一个名人纪念馆，同时还是还是管理鲁迅墓的文物保护单位。上海鲁迅纪念馆以鲁迅故居、鲁迅墓、鲁迅纪念馆的生平陈列三位一体。1951 年 1 月正式开放，是“全国爱国主义教育示范基地”和上海市红色旅游主要景点之一。

地址：上海市虹口区甜爱路 200 号（鲁迅公园内）。

②杭州

杭州是中国著名的风景旅游城市，有着 2200 年悠久历史的杭州还是我国七大古都之一，人文景观丰富多彩。“上有天堂、下有苏杭”，表达了古往今来的人们对于这座美丽城市的由衷赞美。世界上最长的人工运河——京杭大运河和以大涌潮闻名的钱塘江穿城而过。杭州素有“鱼米之乡”、“丝绸之府”的美誉。

杭州拥有两个国家级风景名胜区：西湖风景名胜区、“两江一湖”（富春江—新安江—千岛湖）风景名胜区。两个国家级自然保护区：天目山和清凉峰自然保护区。五个国家森林公园：千岛湖、大奇山、午潮山、富春江和青山湖森林公园。一个国家级旅游度假区：之江国家旅游度假区。全国首个国家级湿地：西溪国家湿地公园。杭州还有全国重点文物保护单位 14 个、国家级博物馆 5 个。

③苏州

苏州物华天宝，人杰地灵，被誉为“天堂苏州”。于公元前 514 年建城，古称姑苏、吴、吴都、吴中、东吴、吴门。苏州素来以山水秀丽、园林典雅而闻名天下；又因其小桥流水人家的水乡古城特色，而有“东方水城”的美誉。苏州是中国首批 24 个历史文化名城之一，是中国的重点风景旅游城市。

苏州常熟沙家浜芦苇荡风景区

苏州常熟沙家浜芦苇荡风景区是全国爱国主义教育示范基地、全国百家红色旅游经典景区、国家AAAA级旅游区、华东地区最大的生态湿地之一。已建成革命传统教育区、水生植物观赏区、红石民俗文化村、乘船游芦苇荡水陆迷宫、美食购物等功能区域和竹林幽径、芦苇丛中、芦花村、隐湖问渔、春来茶馆等一批景点。瞻仰广场占地1.33万平方米，以“郭建光”、“阿庆嫂”等形象为主创作的大型石雕屹立于广场中央，生动地揭示了军民鱼水情深的主题。景区内各个不同的地块，形成了“芦花放、稻谷香、岸柳成行”的意境。绿化与芦苇构成一个协调、和谐的大自然生态景观，展示了景区深厚的文化内涵。

新四军太湖游击队纪念馆

新四军太湖游击队纪念馆位于苏州吴中区光福镇冲山村北山上。纪念馆分三个篇章，展现了新四军太湖抗日游击支队初建、重建、扩建时期的曲折历程。馆内不仅陈列了新四军战士用过的生活用品、作战工具、信件等，还再现了抗日战争时期的芦苇沟、通信船以及联络站，让人如同身临其境，仿佛回到了当年新四军太湖游击队奋勇抗日的历史年代。

④南京

南京古称金陵，与北京、西安、洛阳并称为“中国四大古都”，这里有着6000多年的文明史和2400多年的建城史。低山盘曲，长江奔涌，自然风貌独特。境内绵亘着宁镇山脉西段，城东钟山若长龙蟠绕，城西石头山似猛虎雄踞，故称“钟山龙蟠，石城虎踞”。

南京旅游资源丰富，名胜古迹众多。中山陵、明孝陵、贡院、夫子庙、总统府、朝天宫、乌衣巷、侵华日军南京大屠杀遇难同胞纪念馆等历史人文遗存，无不透着深厚的文化底蕴。而以玄武湖、秦淮河、栖霞山为代表的自然景观又显露着秀美高雅的城市气质。汤山温泉、六和国际画家村、茶叶城等现代文明的休闲娱乐之所更是日趋热门，吸引了源源不断的各地游客。

中山陵

中山陵是中国近代伟大的民主革命家孙中山先生的陵墓及其附属

纪念建筑群。中山陵面积共8万余平方米，主要建筑有：牌坊、墓道、陵门、石阶、碑亭、祭堂和墓室等，均排列在一条中轴线上，体现了中国传统建筑的风格。中山陵依山而筑，坐北朝南，岗峦前列，屏障后峙，气势磅礴，雄伟壮观。陵墓入口处有高大的花岗石牌坊，上有中山先生手书的"博爱"两个金字。从牌坊开始上达祭堂，共有石阶392级，8个平台。祭堂为仿宫殿式的建筑，建有三道拱门，门楣上刻有"民族，民权，民生"的六字横额。祭堂中央供奉的中山先生坐像，出自法国雕塑家保罗·朗特斯基之手；底座镌刻的六幅浮雕，是孙中山先生从事革命活动的写照。堂后有二重墓门，两扇前门用铜制成，门框则以黑色大理石砌成。上有中山先生手书的"浩气长存" 的横额。二重门为独扇铜制，门上镌有"孙中山先生之墓"石刻。进门为圆形墓室，直径18米，高11米。中央是长形墓穴，上面是孙中山先生的汉白玉卧像，下面安葬着孙中山先生的遗体。墓穴深5米，外用钢筋混凝土密封。

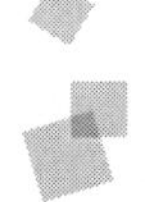

中山陵不仅寄托了海内外捐赠者对孙中山先生的崇高敬意和缅怀之情，而且是建筑名家之杰作，具有极高的艺术价值。

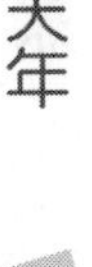

总统府

总统府位于南京长江路292号，现在已成为中国最大的近代史博物馆。南京总统府已有600多年的历史，中国一系列重大事件或在这里发生，或与这里密切相关，一些重要人物都在此活动过。1853年太平军占领南京，洪秀全在此兴建了规模宏大的太平天国天朝宫殿。1911年10月辛亥革命爆发后，1912年1月1日，孙中山在此处宣誓就任中华民国临时大总统，并组建了中国历史上第一个共和制的国家政权——中华民国临时政府。1927年4月南京国民政府成立后不久，辟国民政府东院为行政院办公处，国民政府西院为国民政府参谋本部和主计处。至1937年11月，谭延闿、蒋介石、林森先后任国民政府主席；1937年12月南京沦陷后，国民政府迁往重庆。1946年5月，国民政府还都南京，这里仍为国民政府所在地。1948年，蒋介石、李宗仁当选总统和副总统后，国民政府改称总统府。

1949 年 4 月 23 日，人民解放军解放南京，攻占总统府。从此，揭开了中国历史新的一页。

(2)西南旅游精品线路

旅游业是西南六省区市的支柱产业，是西南地区加强对外经济文化交流，促进经济快速发展的重要动力。日前，西南六省区市七方共同联手将各具特色的旅游资源进行联合整体开发，以优秀旅游城市为重点，精品旅游景区为载体，跨西南六省区市七方旅游线路为纽带，全力打造极具吸引力的大西南旅游品牌。

重庆——遵义——息峰——贵阳红色之旅旅游线

重庆歌乐山

歌乐山属缙云山的一支余脉，它以抗战时期的陪都遗迹和白公馆、渣滓洞监狱而闻名全国，特别是随着长篇小说《红岩》在全国范围内的广泛流传，歌乐山更成为一座英雄的山脉。这里松柏苍翠、林壑幽美，以优美的自然风光、陪都遗迹和山脚下的歌乐山烈士陵园成为了人们假日休闲、红色旅游和追寻历史的好去处。山脚下的烈士陵园景区有中美合作所、白公馆、渣滓洞等历史遗迹。歌乐山常年多雾，山高云低，云烟弥漫，游人置身山顶，只见乱云飞渡，云涛奔涌的景致使人如临太虚。

白公馆和渣滓洞

白公馆原为四川军阀白驹的郊外别墅，又叫香山别墅。1939 年国民党军统局将此地改建为监狱。原一楼一底的十余间住房改为牢房，地下储藏室改为地牢。1943 年中美特种技术合作所成立，白公馆作为中美合作所第三招待所，把被关押人员移往附近的渣滓洞。抗战胜利后，白公馆被作为特别看守所。1947 年春，渣滓洞“人犯”又被迁回白公馆关押。抗日爱国将领黄显声、同济大学校长周均时、共产党员宋绮云夫妇及幼子“小萝卜头”都曾被囚于此。1949 年 11 月 27 日，军统特务对关押在此的革命者进行大屠杀，仅 20 人脱险。

渣滓洞原为一小煤窑，因渣多煤少而得名。1943 年，军统逼死矿主，霸占煤窑设立看守所，将白公馆的政治犯全部迁于此处关押。分内外两院，外院为特务办公室、刑讯室等，内院一楼一底 16 间房间为男牢，另有两间平房为女牢。关押在此的有“六一”大逮捕案、“小民革”案、“挺进报”案、上下川东三次武装起义失败后被捕的革命者，如江竹筠、许建业、何雪松等。关人最多时达三百余人。

遵义会议会址

遵义会议会址位于贵州省遵义市老城子尹路 96 号，原系国民党二十五军第二师师长柏辉章的私邸。这幢由砖木制造、中西合璧的两层楼房，建于 20 世纪 30 年代初，是当时遵义城里首屈一指的宏伟建筑。1935 年 1 月初，红军长征到达遵义后，将这里作为红军总司令部的驻地。同年 1 月 15 日至 17 日，著名的遵义会议（即中共中央政治局扩大会议），就在主楼楼上原房主的小客厅里举行。这次会议确立了以毛泽东为代表的新的中央领导集体。

3 选择适合的交通方式

（1）路途遥远适合乘坐飞机

乘坐飞机有很多好处。第一是快速方便。目前各航空公司正在使用的喷气式民航飞机时速为 500 至 1000 公里，其连续航程可达 10000 多公里，是世界上最快的交通工具之一。它比海轮快 20 ~ 30 倍，比汽车快 7 ~ 15 倍，比火车快 5 ~ 10 倍，例如，从北京飞到深圳，乘火车需要 24 个小时，而乘飞机只要 3 个小时；上海至美国洛杉矶坐船大约需要半个月的时间，而乘飞机只需 12 ~ 14 时，这就大大减少了路途时间。

第二是轻松舒适。由于飞机速度快，航程时间短，有利于乘客节约体力，降低疲劳感。而飞机大都飞行在 10000 米的高空，不受低空气流影响，飞行平稳，与在地面上没有什么差别，乘客心情比较轻松，尤其是大

型宽体客机的使用，使客舱宽敞，噪声降低，乘机的舒适度更让人深有体会。

第三是安全可靠。有关统计表明，航空运输的安全性高于铁路、海运，更高于公路运输，随着航空技术、维修技术及空中管制设施的改进，飞机失事率一直在降低。相反，地面交通的非安全因素却有发展的趋势。据统计，我国每天公路交通事故人员死亡数相当于每天掉下一架波音飞机。

(2)乘坐高速火车更便捷

高铁即高速铁路，是指通过改造原有线路(直线化、轨距标准化)，使营运速度达到每小时200公里以上，或者专门修建新的“高速新线”，使营运速度达到每小时250公里以上的铁路系统。高速铁路除了在列车营运达到一定速度标准外，车辆、路轨、操作都需要配合提升。

高速公路或者机场都有人多拥挤的问题。高速铁路的优点是载客量非常高。如北京南站动车组，如果行程不是以大城市的中心为出发点或是目的地，使用高速铁路加上转乘的时间，大约和驾驶汽车的时间差不多。但是高速铁路与自驾车相比会舒适得多。高速铁路的另一个优点是，虽然高速铁路的速度比不上飞机，但对于距离稍短的旅程(650公里以下)，高速铁路不用到路程比较远的机场登机，因而会较为节省时间。而且高速铁路的班次较为频密，总载客量也远高于民航。所以，有的时侯我们选择高铁出行，是比较合适的交通出行方式。

(3)出租汽车的适时利用

如果您是出境自助游，还拿着笨重的行李，坐当地的公共汽车或火车游览是很不方便的。这时，您可以租车以到达旅游目的地。目前，在我国还不能申办国际驾照，可是只要你在国内拿到了驾驶执照，到国外有些地方就能很方便地得取得一份驾照。至于交通规则，各个国家大体相同。例如，在欧洲或澳洲，只要您的驾车技术不错，通常可以畅行无阻，因为在各处都有明显的交通标志可供人参考。即使是在欧洲的古老城市，街道也很整齐，到处都有指示标，因此可以不用担心会迷路。

租车旅行自由自在，可以不受时间的限制。但是如果一个人乘坐，租费就显得昂贵了。如果有三四个人合租，大家平均分摊费用就划算多了。世界上规模宏大的租车公司有两家，一家是赫兹（Herts），另一家是爱维斯（Avis），除此之外，还有其他很多的租车公司。规模小的租车公司，其分公司较少，因此对旅客来说比较不方便。比如您在某地要租交通公司的汽车，碰巧在那里没有分公司；或者是车行到半途发生了故障，不能立刻送到公司修理。这些情形，对于大规模的租车公司来说，是很容易解决的。

(4)乘长途汽车有风险

公安交通部门的统计资料显示，近年来发生的导致10人以上死亡的重特大交通事故中，运输里程在1000公里以上的超长途汽车客运事故占了很大比例。

长途汽车客运时长一般长达数十小时，甚至是十几小时，长时间的连续驾驶使得即使是轮换驾驶，驾驶员蜷缩在车厢内也很难得到良好的休息，疲劳驾驶成为常态；此外，跨省驾驶路况复杂，加上经常夜间行车，若遇到恶劣天气，驾驶员不熟悉路况，很容易出现交通事故。

长途汽车客运是20世纪90年代初为解决农民工出行问题而兴起的交通运输方式，目前在旅客运输方面占有很大的比例。尤其是为中国所独有的长途双层卧铺客车，安全更是没有保障。

2011年“7·22”事故发生两天后，交通部作出对全国卧铺客车实行特别监管措施的决定，要求：第一，卧铺客车必须强制安装车载视频装置，由企业随时监控车厢内的情况；第二，针对凌晨3时至4时时段事故高发的情况，对超长途连续运行的卧铺客车，推行凌晨2时至5时临时停车休息的措施。然而，无论是2012年“6·20”事故，还是“8·26”特大交通事故，交通部两条特别监管措施均未得到有效落实。

建议老警官出游，尽量不要选择乘坐长途客运汽车。

(5)合理选择所到地区的交通方式

一个城市有很多的出行工具,如果能够事先了解该地区的交通工具,那么对您的旅行是很有帮助的。现在全国有许多地方正在大力发展城市轨道交通,这给人们提供了便捷的出行服务。在北京、上海等城市的公共交通中,乘坐地铁、轻轨是最合适的选择。

在我国的澳门地区,有大型公共汽车和小型公共汽车两种公交车,且班次频密。各车站均有以中、葡文说明的线路牌,介绍各公共汽车的行走线路。也有很多公共汽车穿梭于澳门市区的大街小巷。所以,在澳门出行乘坐公交车非常方便。

人力三轮车也是澳门最具特色的旅游交通工具。乘坐人力三轮车漫游在南湾、西湾一带,微风阵阵,风景怡人,能让你的心情轻松愉快。

英国的铁路交通便捷而舒适,铁路线以首都伦敦为中心,呈放射状向周边城市分散。大部分线路每天都有很多班次,每班车次间隔时间不超过半小时。英国铁路线网密布,乘坐火车几乎可以到达英国的任何城市,甚至乡镇。

英国的火车站和中国的差不多,里面有咨询台、售票处、检票口等。咨询台随时都有人,真正能起到解答旅客疑问的作用。检票口是刷票入站,和我们在北京乘坐地铁刷卡一样。车站里的电子时刻表随时告诉等车的人该从哪个站台进入。英国的火车是不限乘车时间的,买票以后,你可以根据自己的需求任选本线路的任何一班车。但通常要求游客避免在上午9点半以前的高峰期乘车。一些相对小的火车站,往往到了下午4、5点钟的时候,工作人员就下班了,乘车人自己进入站台,看电子时刻表,等候上车。

而美国是一个建立在车轮上的国家。在大部分地方没有自己的车真是寸步难行。美国的高速公路纵横交错,遍及全美各个角落。公路不仅仅是美国的经济动脉,由此繁衍而生的汽车文化更是渗入美国生活的方方面面。自己驾车是不少家庭出游的首选形式。也许正是因为私家车的普及,大城市以外的地方公共交通一般都不发达。

驾车旅行虽然累些,但是行程和时间都有很大的自主性,所以自驾旅行一直都是在美国旅游最佳的旅游方式。

(6)选择自驾出游方式要量力而行

随着人们经济收入的提高,汽车已经走入寻常百姓家,有车一族的队伍在不断地壮大,而有车一族在拥有自己爱车的同时,可能更多体会到的是自己驾车时的那种驰骋的快乐。而这时有许多人就愿意选择自己驾车出游。在享受驾车带给自己快乐的同时,还可以欣赏沿途优美的风景,一举两得。在自己驾车出游时要做好准备工作。

第一,自驾游出行前首先要全面检查车况是否正常。检查出行资料,制定出行计划。

第二,别忘了带驾驶证、行驶证、身份证、保险卡,如果是长途旅行,三证一卡是缺一不可的。还要注意以上证件是否都已审验。

第三,带好随车工具:千斤顶、轮胎扳手、一字和十字改锥、手钳、至少一把死扳手(根据车的情况配备)、一只活动扳手、一根5米的拉力不低于1500公斤的牵引绳、一个工作灯(手电筒也行)。

第四,行车必备用品:地图和GPS导航仪是驾车旅行必不可少的东西。

第五,自驾车旅行中,除了随身携带用于换洗的衣物外,根据季节的不同,还要适当地带一些防寒、防风、防雨的衣物。

第六,应急药箱:除了准备自己经常服用的药品以外,还要带上创可贴、云南白药、绷带、医用胶布、体温计、退烧药、止腹泻药、止痛药、风油精或清凉油。

第七,安全设备:灭火器、停车警示牌或警示灯、防身用品。

选择自驾车出游的方式,要谨记三人成行的安全道理。同行中至少有两人会开车,每人轮流驾驶2个小时,保持体力和最佳行驶状态才是安全驾驶的上上策。如果实在没人替换,不妨在感觉累时靠边停车,下车伸个懒腰、散散步,哪怕在车里打个盹儿,待缓过疲劳劲儿后再抖擞精神重新上路。远途开车,最好选一个懂得车辆基本修理技术的人同行;同时,如果有条件,最好两辆以上的车同行,可以彼此照应。途中不要随便搭载陌生人,而且要在顺手的部位放上防身用具,如灭火器、防盗锁等,用来预防不测。

不要长时间驾驶是老生常谈的问题,尽管如此,还是有不少交通事故是因为疲劳驾驶引起的。既然是自驾游,就没必要拼命赶路,行车速度可以稍慢,一是为了安全,同时也可以欣赏四周的风光。如果遇到危险情况,要及时拨打求助电话或是报警。另外,对于自助游要注意在出发前购买短期出游意外保险。

4 目的地气候人文状况要摸清

(1)季节气候状况要摸清

经常听到有人旅游回来对某某景区评价不高的话。可是同一个景观,别人在不同时间去感受,回来的评价就不完全一样。这是因为景观受自然气候的变化影响。除去一些纯粹的人文景观,如古代遗址和各种博物馆以外,去以自然山水景观为主的游览地,出发前要考虑目的地的气候对景观状况的影响、受季节气候影响的个人身体状况以及心理满意度的问题。

都市旅游要考虑季节气候状况条件。比如北京,春天风沙大、冬天到处又是光秃秃的,夏秋两季更适宜游览;上海、杭州、苏州等地处江南,春天多雨,雨蒙蒙、雾蒙蒙,却是观赏油菜花的最好季节。而重庆、武汉、南昌、南京号称“四大火炉’,年龄大的游客应该尽量避免夏季顶酷暑、冬季冒严寒出游。

中国有很多传统的避暑度假胜地,如辽宁的大连,吉林的长白山,黑龙江的太阳岛、镜泊湖,山西的五台山,河北的避暑山庄、北戴河,河南的鸡公山，山东的青岛，江西的庐山，浙江的莫干山、天目山，四川的九寨沟、峨眉山，湖北的神农山，青海的青海湖，新疆的天山，广东的鼎湖山，贵州的黄果树瀑布、赤水等地，云南昆明更是以一年四季如春闻名。这些地方经过长期的发展，都已建成非常完备的交通、通讯和度假服务设施。由于受季节气候影响，便成为夏季避暑的首选地。

老警官冬季旅游注意要避开寒冷的北方，选择云南、海南、广东等热带或亚热带地区，尤其是人文历史和民族风情丰富多样的云南。

(2)人文状况要摸清

现在图书市场上有各种版本的《旅游指南》《走遍全国》《走遍全球》《旅游攻略》等，内容大同小异、抄来抄去，封面花里胡哨，只求吸引眼球。“省时省力”“找窍门走捷径”“能有效节约成本”……这些理由是“攻略控”“指南控”偏好这类书籍的原因。网络上有人调侃说：世界上有两种永远无法真正旅游的人，一是跟团的人，二是把攻略都查好，然后一丝不苟照做的人。这两种人，他们只是活在别人的生命经验里，就算走到天边，自己的收获也不会多。过分依赖“攻略”，会导致独立思考和决策能力的下降，缺乏自我的真实体验。“攻略”“指南”只能把它们看做导读式的指引，不必按图索骥；应该取我所需，摸清旅游目的地的人文状况。

旅游是人类的一种精神活动。人们在满足了基本生存条件和充分享受了物质生活之后，便需要相应的精神文化消费。不同地区之间的文化差异使人们产生好奇心，了解和发现异域的欲望使人产生旅行的念头，旅游则给人们提供了满足这种好奇心的可能。

一般而言，文化差异越大的地方，便越吸引旅游者，同时为旅游者所带来的满足感也越强。这也是为什么在20世纪70年代末，当中国的大门在封闭几十年以后重新打开时，有那么多的国外游客蜂拥而至，且将中国的旅游热线一步一步向西部推进。而中国西部的文化和环境，较之东部已开发地区，与现代高度发达的西方商业文明具有更大的差异性。国内的大都市近两年也掀起寻找“香格里拉”“世外桃源”热，以九寨沟—

黄龙一线和丽江古城的旅游热为起点，到今天，川滇高原交界处的中甸、康定、稻城—亚丁，那一片尚未被工业文明污染的土地便成为旅游发烧友向往的圣地。西藏，更是许多人向往的地方，而且已经从拉萨向更深的腹地推进。在人文方面，西双版纳的傣族、泸模湖畔的摩梭族、新疆的维吾尔族等都吸引了无数中原的旅游者。

北京作为古都和当代首都，因保留着完好的皇家建筑而成为旅游胜地；西安则凭借完整的古城构局和秦兵马俑等深厚的历史底蕴而名扬世界。近几年，山西平遥古城、大院文化和安徽西递宏村……一个又一个古民居和古村落的旅游热，也充分体现了游客对差异性人文景观的向往。所以说，选择旅游目的地，注意区域文化特点是必要的。

因此，对一个有独立思想的旅游者来说，目的地的选择还是以个人偏好为主，最忌讳的是人云亦云，或为旅游而旅游。现代消费者，极易受到各类广告的误导，旅游也一样。不少旅游者都有乘兴而去、败兴而归的经历。这种经历，除了可能对季节气候状况没有搞清楚以外，对旅游目的地的人文状况同样没能搞清楚，也是造成败兴而归的原因之一。

办理护照有讲究

如果我们计划要出国旅游，就必须办理护照和签证。首先要向户口所在地的市、县公安局出入境管理部门提出办理护照的申请，如实回答有关询问并履行各种手续，提供各种有关证明材料。这些手续也可以到当地的市、区、县各级政府设立的行政服务大厅或服务中心办理。

各地的行政服务大厅一般是双休日休息。在旅游黄金周前 1 个多月办理出境手续的人比较多；每周的周一、周二人比较多；每天的上午人比较多。我们最好错开人多的时间，本人亲自去办理。

不要舍近求远。很多人办理出入境有关证件，喜欢找“上级”公安机关。其实，国内很多大城市居民申请因私护照和港澳台个人旅游通行证，可以就近到各城区公安分局出入境接待室或行政服务大厅办理。不用托人，自己去一趟就能办好。各出入境接待窗口办理护照或通行证的申请资料、收费标准和办证时限都是一样的。

如果您会上网，要善于利用网络。很多城市特别是直辖市、省会城市的政府门户网站或省级公安部门出入境电子政务网，都可以下载《中国公民因私出国申请表》和相关说明，用不着专门跑一趟公安部门或行政服务大厅领取申报资料。也可以让自己的子女代为帮助下载或领表，在家里填好后再去办理，那就更省事了。

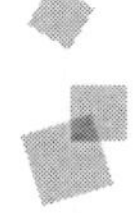

1 办理护照的步骤

(1)提供有关证件

前去办理护照手续的时候，需要交验户口本、居民身份证原件或者其他户籍证明。(事先最好用A4纸复印好第二代身份证正反面、户口本首页和本人页。自己事先复印好，一是可以省去办手续时复印排队的时间；二是可以节约复印开支)。去你所在城市公安局的出入境管理处或行政办公中心，照相、复印、填写《中国公民因私出国申请表》。

属于登记备案的国家工作人员，应当先把填好的《中国公民因私出国申请表》提交给本人所属工作单位或上级主管单位，按照人事部门管理权限审批签字并且要加盖单位公章。警官属于登记备案的国家工作人员，离退休以后，根据行政级别分为不同年限的解密期。按照有关规定，只有过了解密期才容许办理护照和因私出国申请的手续。

(2)填写《中国公民因私出国申请表》

要求用正楷字及蓝黑色或黑色墨水水笔书写。

要求申请人如实填写申请表，保证申请表格所填的内容正确无误，所提交的身份证明文件和照片真实有效。如有虚假将被追究法律责任。

《中国公民因私出国申请表》填写好以后,交由工作人员审核。审核无误后发给你一张《证件申请回执单》。然后拿着这张回执单去领取护照。

(3)提供照片

应该到出入境管理处或行政办公中心去照数码照片,自己照的一般无效。因为护照照片有严格的要求,如背景的颜色、头部的大小、双耳露出的角度和头像位置距离边缘的尺寸等。照相的时候,为了防止眼镜片的反光,所以不能戴眼镜(可以选用没有镜片的眼镜框);此外,还不能化妆,不能戴首饰、假发等。

(4)领取护照

拿到回执单后按照上面规定的日期领取护照。一般在 7 ~ 15 个工作日之后领取护照(需要扣除双休日,法定节假日)。携带本人居民身份证、户口本和《证件申请回执单》,交 200 元证件费就可以领取护照了。

至于领取护照的办法一般有三种。①自取;②委托他人代取;③邮递。不同城市的出入境管理处具体的规定有所不同,您还需要详细询问一下。

(5)关于港、澳、台通行证的办理

中国公民往来中国香港、澳门地区的要办理港澳通行证;往来中国台湾的要办理大陆居民往来台湾通行证。

①如何办理《内地居民往来港澳通行证》和签注申请

《内地居民往来港澳通行证》和签注,是内地居民短期往来香港或者澳门使用的通行证件。往来港澳通行证有效期为 5 年。签注分为探亲签注、商务签注、团队旅游签注、个人旅游签注、逗留签注和其他签注。持证人须在往来港澳通行证和签注有效期内,按照规定的次数和停留时限往来香港或者澳门。

提交有关申请材料有:

· 填写完整的《内地居民往来港澳地区申请表》；

· 有效居民身份证、户口簿或其他户籍证明原件和复印件；

· 近期正面彩色免冠照片四张。

直接到公安局出入境管理部门或者行政服务大厅办理即可。经公安机关审查，只要不是国家法律规定的不准出境人员，都会得到批准，并根据申请签发《内地居民往来港澳通行证》及"F"签注（访问签注）。"F"签注种类有3个月一次有效和3个月两次有效两种，由申请人自愿选择。每次在香港或澳门停留时间为7天。签注用完后，可再次向公安出入境管理部门提出申请，个人旅游的申请次数不受限制。

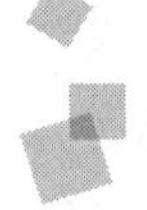

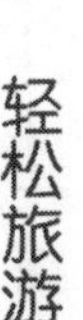

首次办理《内地居民往来港澳通行证》及个人赴港澳旅游签注的申请，公安出入境管理部门将在10个工作日内完成证件的审批制证工作。由于公安出入境管理部门在受理公民出入境申请时按照规定要面见申请人，因此申请人必须亲自到公安出入境管理部门办理有关手续。

②如何办理《大陆居民往来台湾通行证》和《台湾地区入出境许可证》

直接到所在地的公安局出入境管理部门或者行政服务大厅办理《大陆居民往来台湾通行证》即可。

提交有关申请材料有：

· 填写完整的《大陆居民往来台湾地区申请表》；

· 免冠白底彩色近照2张，规格为33mm×48mm；

· 交验申请人有效居民身份证、户口簿原件和复印件；

· 银行存款证明：证明有相当于新台币20万元以上存款；或持有银行核发的金卡；或年工资所得相当于新台币50万元以上者。其直系亲属及配偶可以随同申请。

办理《台湾地区入出境许可证》：

中国大陆居民赴台湾旅游观光是由旅行社代办的，一般是在台湾边检窗口领证，并配合我国签发的《大陆居民往来台湾通行证》一并查验。

该入出境许可证式样为——彩色A4纸大小，单张单面，是作为中国大陆居民在中国台湾地区旅游的身份证明之一。这张中国台湾地区发的入出境许可证，旅游结束后台湾边检窗口是要收回的(有的游客对这张中国台湾地区发的入出境许可证拍照或在台湾旅游途中彩色复印，以留作纪念)。

2 "签证"是必须的

旅游签证是签证种类中的一种，是有些国家专门为旅游者颁发的只为旅游专用的签证。旅游签证的特点是停留期短，一般为30天，最长为90天，一般不能延期。持旅游签证者不能在当地打工或从事与旅游无关的活动。随团旅游签证一般是由旅行社代为办理的。

个人出境游签证主要是针对那些有过出国旅游经验的游客。这些游客一般很中意个人出国自助旅游。这里就涉及个人出国游签证的申请。个人出境旅游签证通常必须由本人前往该国驻华大使馆领事处办理。

(1)办理签证的步骤

办理出国签证的一般流程是:

①确定签证类别;

②准备所需申请材料;

③到外国驻中国领事馆递交签证申请资料;

④到领事馆领取签证。

关键是准备所需的申请材料。不同的国家、不同的签证类别差别也比较大。

办理签证也有讲究。首先要了解签证官在审核材料时主要关注的几个问题:申请人是否符合申请资格;是否有足够的资金维持入境时的生活需求;是否能按期离开。因而签证成功的关键就在于让签证官相信你一定不会非法滞留，一定会回国。所有的财产证明材料都是为了佐证这一点，而详细的酒店、机票、行程等资料的真实合理衔接，也是签证申请成功的必要手续。

（2）首次办理签证必读

对第一次出国旅游的游客而言，旅游签证是极其关键的部分。出国旅游办哪种签证呢？要看你所要去的目的地是否是旅游出境目的地国家。目前已同我国建立旅游出境目的地关系的国家和地区有新、马、泰、菲律宾、越南、柬埔寨、韩国、缅甸、尼泊尔、文莱、马耳他、土耳其、印度尼西亚、澳大利亚、新西兰、埃及、德国、印度、马尔代夫、斯里兰卡、南非、俄罗斯、克罗地亚、日本、美国。去这些国家或地区旅游，可以直接申请旅游签证；不过日本目前只对北京、上海、广州和重庆的本地居民开放。

首次出国旅游者，一般可以选择那些相对容易申请签证的国家作为出行的目的地。如东南亚等国。这样，以后再申请到欧美等国旅游，就会比没有出国记录的人把握更大一些。

申根签证，源于1985年6月14日在卢森堡申根城签署的一份国际公约。该条约由德国、法国、荷兰、比利时和卢森堡五国达成。协议规定了单一的签证政策，即凡外籍人士持有任何一个申根会员国核发的有效入境签证，可以多次进出其会员国，而不需另外申请签证。因此，前往西欧德、荷、法、比、卢五国旅行，只需获得其中一国的签证即可。

目前申根协议国的范围，覆盖了西欧、中欧、北欧和南欧等15个国家（德国、法国、荷兰、比利时、卢森堡、意大利、奥地利、希腊、西班牙、葡萄牙、丹麦、瑞典、挪威、芬兰、冰岛）。

法国、意大利、比利时、丹麦签证都属于申根签证，由申根国家发的签证，除特殊说明之外，可用于任何申根国家。但办理申根签证需要购买申根保险，而签证的最长停留期限为90天。

英国签证与其他欧美国家有很大不同，不需要面试。这让不少人误以为办理旅游签证很轻松就会通过，但每年有很多旅游签证申请者往往因为对某个细节的疏忽而遭到拒签。

办理印度签证也需要预约，申请人可以直接去签证中心或者拨打客服电话进行预约。需要注意的是，印度签证中心接受申请人本人递交的材料，也接受他人代办以及旅行社代交的签证。

想去莫斯科旅游的老警官可以通过参加旅游团的方式免签入境莫斯科。

(3)申请材料要备齐

办理旅游签证需要的文件包含有效护照、两张一寸免冠照、签证申请表、经济能力证明等。旅行及在该国逗留期间费用证明(担保人或银行存款证明)、无不法滞留可能性的情况证明、已预定的往返机票的复印件。目的地国家不同，所需的资料并非全部完全一致。可能需要的申请材料还有旅行计划书、国外旅行社邀请函、国内结婚证明书、国外亲友邀请信等。

在填写申请材料时，应该充分考虑到不同国家对申请入境人的特殊要求。比如说，一些欧美国家对具有移民倾向的人会毫不犹豫地加以"封杀"。这样，准备材料时就应该做好精心细致，充分体现你根本没有任何企图移民的倾向是很重要的。当然，不同国家对申请材料的不同要求也要认真加以研究，以免漏掉其中的每一个环节。由于不同国家的实际情况不同，对申请人往往会提出不同的要求。如果仔细加以研究，我们会发现，其中的很多情况都值得申请人注意。

例如，德国使馆要求，申请人要出具公司的放假信(须有公司地址，电话号码及传真号码，批准准假证明，停留时间，按期返回中国的保证等)，须用加盖公章的有负责人签名的公司抬头信笺打印。因此，对于不同国家的不同要求，申请人应该在事先尽量详细了解。正所谓"磨刀不误砍柴工"，准备工作做得越细致，签证成功的把握性也会越大。

办理签证的时候，所有材料最好为原件，并随附复印件一份。如果所需文件不齐备的话，申请会不被受理。利用伪证或欺骗手法企图获得签证者,可能导致永远被拒签或者禁止进入该国。

(4)送签时间要捏准

要将办理签证的时间尽可能地提前,留出足够富余的时间以备某些突然的变故。特别是某些国家的作息习惯,如果经常拖沓,就更应该打好提前量,以免到时搞得措手不及,贻误时机。

办理签证要注意三点:

第一,有正当的理由(申请旅游是较适当的理由)。

第二,有承担旅游费用等经济实力(提供相应的资金及财产证明)。

第三,将按时回国(需提供相应的证明,如准假信、工作证明等)。

计划好时间,掌握好签证的办理步骤是很重要的:

第一,设计线路,综合考虑自己的出行天数、预算、游览目的地。

第二,到所要入境的国家驻华使领馆或指定代办签证旅行社领取旅游申请表。

第三,按照使领馆所提供的要求,准备相应的材料。一般要求出示机票及住宿证明。

第四,提前预定赴目的地旅行的国际机票,原则是越早越好,尤其是遇到旅游旺季更是如此,且机票预定单是使馆所需要的材料之一。预定酒店,是自助旅游最大的开销。住宿和交通,若此两项解决好,可以省很多钱。

第五,按照使、领馆的要求提交所有材料,如无问题,使领馆通常会在10个工作日内发放签证。

第六,得到签证后,按顺序依次购买机票、酒店及欧洲火车票,当然最好是在同一家公司内一起购买,以便协调行程。另外还要看你是去哪个国家自由行,比如说现在日本就不能个人旅游,只能跟团去。其他大部分国家可以自由行,但不包括南美地区和非洲地区。

办理签证也不是全部按照上述需要提供的证明材料。还是那句话,目的地国家不同,所需的材料也不完全一样。例如:东南亚国家签证提

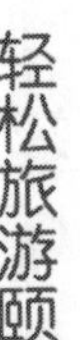

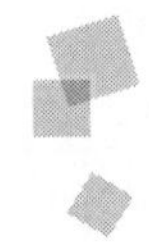

供护照和照片就可办理。办理东南亚签证需要1~3个工作日。日本、韩国签证需要5~7个工作日；亚洲其他国家签证需要7~10个工作日；欧洲签证通常各使馆审核时间需要5个工作日，但需要提前预约（预约期长则30天，短则1~2天）。美国加拿大签证1个工作日就可知道结果，但是需要提前一个月预约面试。非洲签证则需要7~15个工作日，如埃及、南非、坦桑尼亚，肯尼亚等所需工作日相比则较短。

慧眼选对老年旅游团

1 全面了解旅行社

(1)选对旅行社

旅行社的选择向来非常重要，但大多数游客往往忽略了这一点，老警官出行对这一点应该特别留意。

我国的旅行社最初分为一类旅行社、二类旅行社和三类旅行社。旅行社又在2000年以后分为：国内社、国际社（国际社又分为有出境权和无出境权两种）；目前国内各地的旅行社从业务上又分为组团社、地接社。组团社是指在出发地并与客人签订旅游合同的旅行社；地接社是指旅游目的地接待出发地组团社游客的旅行社。

上述规定清楚表明，旅行社，实行上并不按旅行社的优劣来划分，而是按其业务分工、规模大小的不同来分类的。近年国内旅游业务迅速发展，为了让国内游客有更多选择的机会，原来的一、二类旅行社也纷纷成立国内部，开展国内旅游业务，形成国内旅游的竞争形势。游客选择旅行社的可靠与否，主要应该看其在经营旅游业务中，是否有旅游局审批的旅游经营许可证；是否已交纳旅游质量保证金；是否有公章发票和严格的管理、线路行程、报价、商标、保险、导游等一系列行业规范的标准和要求。选择了规范、可信、规模较大的旅行社,一旦有客观或主观因素影响旅游计划的实施,旅游者也能够得到适当、合理的赔偿,而不致于投诉无门。

要选择正规的旅行社和正规的服务网点,查验“一照”和“一证”(工商营业执照和旅游经营许可证或服务网点备案登记证)。提倡前往各旅行社及服务网点进行产品(线路)选择和签订旅游合同,避免上当受骗,唯有正规旅行社才是合法经营旅游业务的企业。在国家旅游局的网站上可以看到,全国百强旅行社的名单在这里一览无遗。

对旅行社进行资质审视后,选择时要树立品牌意识,而不能只看线路价格。由于近年来旅行社之间竞争十分激烈,利润已经降至最低。同一条线路,多家旅行社的价格相差不过三五十元。在这种情况下,应选择有品牌保证的大社,一些小旅行社尽管其推出的线路价格相对便宜一些,但同时风险也大。

老年警官报名参加旅游团,首先自己不要图便宜,坚决抵制低价劣质团。所谓“一分钱一分货”的道理,大家平时都明白。旅游产品的竞争也一样,服务质量和品味有高低,物有所值。另外要提醒大家注意,通常旅行参团人数比较少的,会比人数多的照顾起来方便些,多一些服务会使得老警官更舒适。老人团人数最好在 15 人以内,这样老人会得到比较好的照顾。

(2)看导游员能力

正规旅行社的导游员应该具有良好的职业道德,诚实守信,维护旅行社企业形象和商业信誉。导游员在带领团队工作中,尽职尽责完成工作。对游客以礼相待,一视同仁,尊重客人风俗习惯和宗教信仰,努力为游客提供优质的服务。

导游员为游客讲解,应做到语言准确、通顺流畅、富有表达力和适度的幽默感,使用礼貌用语的同时讲究艺术。

注意看导游员上岗时是否佩戴导游证,服饰是否整洁得体,行为举止是否端庄大方,态度是否亲切和蔼。

①看接团能力

导游、司机和其他工作人员是否掌握旅游团队名称、人数、性别、职务、国别地区、宗教习俗等情况,能不能及时掌握游客在住宿、用车、游览、用餐等方面是否有特殊要求,是否有老弱病残等需要特殊服务的客人。

导游员应及时协助游客将行李集中放置在指定位置,提醒游客检查自己的行李物品,带齐随身行李。在前往下榻饭店的途中,导游员应向游客作自我介绍,致简短欢迎词,宣布日程安排及注意事项,并向游客介绍当地市容、民俗、沿途风光等有关情况。到达饭店后,导游员应协助游客办理住宿手续,协调帮助游客尽快拿到行李,并提醒客人寄存贵重物品。导游员应掌握全团游客所住的房间号,认真检查团队客房是否清洁、设备是否完好,引领游客入住。

②看游览服务能力

游览出发前,导游员应提前10分钟恭候在车门旁,照顾游客上车。赴景点路途中,应向游客简要介绍拟参观景点的情况,并根据游客特点、兴趣或要求,穿插介绍有关历史典故、风土人情等,热情回答游客的提问。

到达景点下车前,导游员应向游客宣布集合时间、地点、车牌号以及参观游览中需注意事项等。在游览过程中,导游员应根据不同游客的特点,有针对性地讲解,做到内容准确、条理清晰、语言生动、繁简适度,增加游客游兴。行走途中,导游人员要注意照顾年老体弱者,以防发生意外。

③看餐饮服务能力

导游员应提前熟悉掌握就餐餐馆的位置、设施及餐饮特色,及时了解掌握游客的饮食习惯,并向餐馆反映,提出建议意见,适当调整饭菜品种和口味。

就餐时导游员应引导游客入座，并做好相应安排。向游客介绍餐馆设施及菜肴特色等情况。导游员要注意饭菜质量和上菜速度。游客饭菜上齐后，导游人员方可就餐。导游员应在游客餐位附近就餐，以便随时解决游客就餐过程中出现的问题。

④看购物服务能力

导游人员应按照旅游计划，安排购物的时间、地点、次数，不得擅自增加购物次数。

导游人员应主动热情地协助游客选购商品，提醒游客索要并保存购物发票。若发现所购商品有质量问题，导游人员应协助游客交涉退换、处理索赔。

⑤看送团服务能力

导游员应根据游客预订航班（车次）的时间，留出充裕时间，确定游客行李交送和出发的时间、地点。协助游客办理退房和私人账目结账等有关事宜。

在前往机场（车站、码头）途中，导游员应致欢送词，诚恳征求游客对本次旅游服务的意见和建议，并对行程中不尽如人意之处再次向游客赔礼道歉。对乘飞机离开的游客，导游员应协助游客办好登机和行李托运手续。对离境的游客，导游人员应在游客所乘飞机起飞后方可离开机场。如遇天气状况或其他原因，临时取消航班（车次、船次），不能离开所在城市时，应做好说明解释工作，稳定游客情绪，并立即与机场有关部门联系，协助安排好游客食宿。

（3）看行程安排

认真负责的旅行社为老年人量身定制的“老年团”，一般安排的行程比较松，同样的游览内容，常规团是5天的，老年团就要6~7天。老年人不适合参加“急行军”似的旅游，所以老年人千万不要抱着多玩儿、多游览几个景点，才算“物有所值”的心理状态选择旅行社设计的游览线

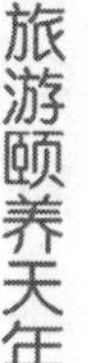

路。有的旅行社推出的旅行团名为老年团，参团之后你会发现实际上多数是年轻游客，也并没有专门为老年人设计适合的游览内容。将年轻人和老年人捆绑在一起，安排多个景点的“走马观花式”的旅游，参观景点也是囫囵吞枣，回到家来也让人理不清自己看到的景点哪儿是哪儿，只记得很多时间都是在汽车上度过的，这是常规团换汤不换药的“变身”。建议老警官在报名前要多问一下所参团的报名情况，年轻游客过多的团可以直接放弃。另外，要注意线路中安排的游玩项目是否适合老年人。

优质旅行社安排的老年团，行程设计一般是以参观名胜古迹、休闲养生保健以及老年人印象中的自然景区、红色经典旅游区为主线，并配合一些适合老年人的主题活动。旅行社在游览安排上要尽量做到休闲、轻松。一般都是乘坐飞机、火车或坐旅游豪华大巴（带厕所的）比较多。行程中不应该安排运动量大、含有刺激性和不适合老年人参与的项目，比如骑马、漂流、快艇、过山车、海盗船等晃动比较大、容易造成眩晕的游艺项目等。老年人出外旅游不要参与和自己身体条件不相适应的刺激性活动。

旅行日程安排宜松不宜紧，活动量不宜过大。游览时，行步宜缓，循序渐进。攀坡登高要量力而行，以免劳累过度，加重心脏负担。要了解自己的身体状况，千万不可造成心肌缺血、缺氧而引起的旧病复发。如果旅途中出现头昏、头痛或心跳异常的症状时，应该就地休息或就医，避免过度疲劳。

（4）看服务质量

真正的老年团，必须在陪同护理上有保证，要注意是否有随团医生。目前旅游市场的实际情况是真正配备随团医生的老年团没几个，所以老年人出游要有自己照顾好自己的心理准备；年龄偏大、平时身体欠佳的老人，最好有人陪同。

旅行社安排的宾馆，住宿条件要求双人间，与老伴儿或陪同伴住在一个房间，便于照顾。宾馆不求豪华，但求干净整洁、可以洗澡、有个舒适安静的环境。旅游期间会打乱平时的生活节奏，旅游活动容易产生兴奋感，难以入睡，所以不能住在潮湿、阴暗、拥挤的房间里，以免影响睡眠，造成体力不支或诱发疾病。旅途中要保证每天6至8小时充足的睡眠时间。每晚睡前洗个澡或用热水泡脚，睡时将小腿和脚稍垫高，既可以消除疲劳，又可以防止下肢水肿。

特别提示："老年团"在服务上和行程安排上，对旅行社的要求一般都很高。而一些不负责任的旅行社，往往把常规团包装成"银发游"或所谓的"夕阳红"旅游团。因此，报名之前一定要尽可能多地了解清楚，多做比较。不能仅仅重视价格。老年游客在报名时，一定要注意选择大型国有股份、有信誉保证的旅行社参团。低价团的诱惑换来的是没有保证的行程。要尽量选择时间充裕，行程宽松，线路安排合理，自己感觉满意的旅游产品。

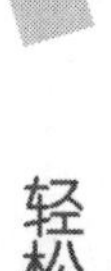

2 签订合同需谨慎

旅游是先交钱、后消费，旅游合同自然成为旅游者的"护身符"。因此，出行前一定要与旅行社签订合同。旅游合同中列有在路上的时间，在景点的时间，购物的场所名称和时间，这样导游就不能擅自增加购物点或者延长购物时间。甚至车型车号，三餐标准等在合同中都有明确的规定。如果旅行社不按合同办事，像改变原定参观景点、增加购物次数、改变住宿酒店星级、降低用餐标准等，要将其违约事实和造成的后果真实记录下来，以便事后向当地旅游质监检查部门投诉。

对于团购旅游价要谨慎。旅游和其他商品、餐饮业不同，旅行社的成本区间小，车费、住宿、用餐等细细算来都有成本，盈利空间仅在5% ~ 7%之间，有的甚至低至3%。团购旅游报出的压缩价格在成本线以下或是"零负团费"，对于这种情况，消费者应慎重看待。为获取利润，商家定会在旅游项目上进行"偷梁换柱"或者增加购物地点及时间、增加自费项目等隐性消费，有的还会在餐饮住宿方面降低标准，消费者万不可因为几百元而影响行程的质量和心情。

其实了解一下近期车票、火车票、机票的价格，还有要去的旅游目的地的住宿和门票的参考价格，自己核算一下该旅行社报的价格和你所算的价格有多少出入，就能够一目了然了。还要记住索取“团购旅游”的详细行程单，最好与当地非团购旅游的项目一一进行比对，如差别不大，就可以和对方签订合同。签订合同非常重要，便于出问题后索赔。

游客拿到合同后，不要急于签字，一定要仔细阅读各项条款，发现对自己不利或者模棱两可的语句，一定要进行修改。有些游客在签合同时，只是在签字栏下草草签了自己的名字了事，并未仔细阅读合同的内容。实际上，这种做法对游客非常不利。很多游客在纠纷发生后才发现，有的条款属于“霸王条款”，还有的是双方就某些事项并没有作出约定，导致维权无路。

在旅游合同中，首先应该注意旅行社的名称，应该详细列明旅游的行程与标准、双方的违约责任、争议解决的办法等。格式合同条款中未列明的内容，则应通过补充条款注明。

3 谨慎消费，小心鉴别

游客在旅游时，不要被一些心怀叵测的导游员忽悠，盲目购买旅游纪念品。在购物时一定要小心鉴别，辨明真伪，防止上当受骗。

在旅游胜地游览的时候，美食的诱惑和当地的特产都吸引着您，这时就要考验您的自制力，不要冲动消费。要多听多看、想好以后再问价格。跟着旅游团购物更要注意，一些旅行团和当地的商家是合作伙伴，还要考虑到导游和司机是否有回扣。以免您与卖家发生不必要的争执或引起不必要的麻烦。

按照通常的旅游习惯，观光同时买些当地的土特产或纪念品，回来

馈赠亲友或自己留作纪念,是合乎情理的一件事。可是近年来消费者在旅游中因购物上当的投诉越来越多,其反映的问题大致有:

(1)设置"老乡"陷阱,引诱消费者购物。该类陷阱在中国周边国家的"边境游"中表现得尤其突出。一些不法之徒与导游相互勾结设置"老乡陷阱",导游事先将这些游客的籍贯、职业、家庭、爱好等个人资料通报给商店,然后上演一出他乡遇"老乡"的情感戏,蒙在鼓里并沉浸在乡情中的消费者很容易丧失警觉,以昂贵的价格买回一些劣质金银、珠宝、玉器等。

(2)有些推出"零团费"、"负团费"的旅行社,有意在合同中规避购物的地点和次数,压缩游览时间,增加购物在行程中的比例。

(3)有的旅游景点,不法商贩短斤缺两虚标价格,然后以很低的折扣价格出售。有的甚至不惜采取掉包、掺假等手段坑害消费者。有的则专门瞄准老年人。导游将这些老年游客带到保健休闲场所,对他们进行免费体检,借机推销保健品,老年游客往往是回到家中方知上当受骗。

(4)勿图"馅饼",谨防陷阱。

提醒老警官在旅游消费时,注意以下三点:

(1)在景点购物要理智。没有特色的产品少买或不买,带回一些有地方特色的旅游商品和在价格上优于自己所在地的土特产,能够满足纪念和馈赠亲朋好友的需要。

(2)出境游的老年人购买贵重电器、金银、珠宝首饰时一定要慎重。商家能退能换的承诺要想实现成本不菲。实在要买,也要冷静比价格,看准型号,购物后核查单据,索要发票,发票上应写清购物品品质的详细内容。如钻石,要标注是天然的还是人工合成的,其成色、计量和退货保证等。提货时还要防止被掉包。

(3)消费者在旅途中遇到超出合同约定范围的购物活动,有权拒绝参加,并保全相关证据,回来后及时向有关部门申诉或投诉,以维护自身的合法权益。

(4)购买物品发现有质量问题的,消费者可通过旅行社办理退赔事宜。

4 理性维权

当前,社会法制化进程速度加快,消费者的权利意识日渐加强。对消费者而言,投诉是维权的一种基本方式。旅游投诉的目的是实现自身权益的合理保护。但是老警官在消费投诉中,要注意适当维权,合理维权。维权需要理性冷静。

商家诚信的缺失与公民法制意识的逐渐增强,是近年来消费者维权诉讼案件日益增多的原因。有些消费者存在维权不理性、索赔不合理的过度维权现象。老年消费者在遇到侵犯自己合法权益的情形时,应该拿起法律的武器维护自己的合法权益,这一点没有错。但是如果消费维权偏离合法、合情、合理的基本准则,滥用权利为自己争取权益,在碰到侵权问题时漫天要价,索赔高得令人咋舌,也会陷入"维权"误区。

旅游消费者在维护自身合法权益时要保持冷静的维权心态,要依法维权,同时也要充分考虑到旅行社和商家的合法权益。过度维权既增加了我们自己的维权成本,生一肚子气不说,如果超过范围,法律也不会支持。广大老年消费者理应学会科学消费、理性维权,不可漫天要价,更不能大发怒气,否则适得其反,维权的目的没达到,气病了就更亏了。

游客在旅游途中如果发现旅行社提供的服务与合同约定的不相符时,可根据情况要求旅行社继续履行合同,也可以要求解除合同,赔偿损失。在做法上,应该根据实际情况采取合理的救济措施。如当旅行社提供的服务存在细小瑕疵时,不要不顾客观条件轻易单方面中止合同,以免在维权时陷入被动地位。

此外,游客还应该了解解决旅游纠纷的途径:一是与旅行社协商和解;二是向旅游质检监查行政管理部门投诉或者申诉;三是请求消费者协会调解;四是根据仲裁协议提起仲裁或者向人民法院提起诉讼。当旅游者的合法权益受到侵害时,可先与旅行社沟通,协商解决;协商不成,再向旅游质量监督管理部门或消费者协会投诉，亦可升级向人民法院提起诉讼。

如果遇到旅行社或商家侵权违约、以次充好，应当及时举报和保全证据。要打赢官司，就必须懂得如何收集和保存证据。可以用保护好票证等纸质材料，也可以采用录音、录像拍照等方式在第一时间记录下损害事实，必要时申请鉴定机构对受损情况进行鉴定。

旅途安全

1 旅游出行讲安全

（1）旅游项目讲安全

老年人外出旅游最好选择环境优美、空气清新、客流量少的城市作为旅游目的地，不宜长时间乘车、船旅行。可选择周边游、短线游，一旦发生意外，便于及时返回治疗或通知亲友来照顾料理。在旅游的过程中，尽量不到景区的危险地段游览，不宜参加爬山、登高、划船、游泳、漂流等剧烈运动的旅游项目，要注意劳逸结合，保存体力，保证旅途中身心健康。

（2）乘坐长途旅游交通工具讲安全

老年人在外出旅游的过程中，应根据旅游线路的长短及自身年龄、身体状况选择不同种类的长途交通工具。火车最好选择卧铺，乘坐飞机时最好有家人陪护。腿脚不灵便或视力不好的老人上下车时更应小心谨慎，不要着急或拥挤，以免摔伤磕伤身体。

（3）饮食卫生讲安全

外出旅游如饮食不当，容易发生腹泻或食物中毒现象，这大多是因饮食习惯的改变、水土不服、体力透支和吃了不洁食物等造成的。外出旅游一定要注意饮食卫生，以确保自己有一副好身体来享受旅行。

(4)必备物品讲安全

①药

老年人外出旅游宜简不宜繁，但必备物品需带齐，以防发生不测。准备好一些常用药品，如防治感冒、腹泻、头痛、晕车、蚊虫叮咬等必备药，同时也不要忘记带好自己日常吃的药品，以便旅游途中一旦出现身体不适，能够自我治疗，小药救大急，赢得救援时间，保障生命安全。还要随身携带家人的联系方式卡，以备急用。

②鞋

千里之行始于足下，一双好鞋对于漫长旅途十分必要。除了日常行走穿的旅游鞋，最好再带上一双轻便的拖鞋，方便洗澡、休息放松脚的疲劳。

③背包

如果不是野外宿营或是很长时间的旅行，有一个45升的背包也就够了。最好带一把小锁，旅途中难免有人包分离的时候，锁住背包心里也就多了一分踏实。当然证件、钱包还是随身携带为好。背包里预备手电筒和雨衣，以备急用。

2 旅游保险很重要

根据国家法律规定，尽管出发前旅行社已经投保了旅行社责任险，但这并不代表游客的出游得到了所有层面的保障，因为旅行社责任之外的意外伤害保险，并不在旅行社保险范围之内，需要由游客另行购买。旅游交通事故、游客遇险的人身事故、意外事故等也时有发生，让很多人心生担忧。因此，除了跟团旅游的旅行社责任险外，老年游客无论是选择旅行社跟团游，还是三五好友组织的自助游，都需要单独选购一份保单。在投保的时候，投保人要注意以下问题。

(1)根据目的地买保险

不同的保险产品承保的区域不同，要确保购买产品与自己的旅游目的地保持一致。同时，要了解产品有没有拒保的地区，避免买了之后无法获得有效保障。很多保险产品设置了拒保地区，比如太平洋推出的境外旅行综合及紧急救援保险，对波黑地区、阿富汗，以及太平洋一些岛国等国家和地区是不保的。

(2)了解责任免除和后续理赔流程

无论购买哪家保险公司的产品，都要了解一下保险责任和责任免除以及后续的理赔流程。尤其是境外旅游保险，有些产品有境外救援服务，更是要了解清楚如何使用这些服务。比如，有的公司针对出国旅行专门推出了境外旅行综合及紧急救援保险，它不仅涵盖了普通的意外伤害和医疗保险责任，还对突发性的疾病提供了救援保障，对于航空延误造成的损失也给予一定的补偿。

(3)旅游保险的保障范围

①人身意外伤害保障

由于意外伤害事故造成被保险人死亡或永久性伤残的，保险公司给予受益人一笔保险合同约定的保险金。

②医疗费用保障

保险公司支付被保险人在旅途中因意外伤害而发生的医疗费用开支。完善的旅游保险应包括“国际医疗支援”服务，万一在外地(国)发生严重事故，被保险人可享受国际医疗队伍的服务，如紧急医疗运送或送返原居住地等。大部分旅游保险都是只保障因意外伤害造成的医疗开支，但也有少部分保单可同时保障在旅途中因疾病而带来的医疗支出。

③个人财物保障

旅游保险保障被保险人在旅途中，在财物方面因意外损毁或被盗窃所带来的经济损失。

④个人法律责任保障

旅游保险保障被保险人在旅途中因疏忽而导致第三者人身伤亡或财物损失而被追讨索偿的风险。但是要注意了解:由于不同保险公司的保单条款可能不同,因此保障范围可能也有所不同。

(4)旅游保险合同的主要条款

具体来讲,旅游保险合同一般包括医疗费用、人身意外、紧急医疗运送、运返费用、个人行李、行李延误、取消旅程、旅程延误、缩短旅程、个人钱财及个人责任等条款。

①医疗费用

被保险人在旅游途中因为感染疾病或是遭遇意外伤害所需支付的医疗费用。

②人身意外

若被保险人因为严重意外伤害导致残疾或死亡,被保险人或者受益人可以根据保险合同约定内的赔偿额得到赔偿。

③紧急医疗运送费用

被保险人如果发生意外或重病,有关方面会提供紧急医疗运送。

④遗体运返费用

如果被保险人不幸身故,保险公司会提供将遗体运返回原居住地的费用。

⑤个人行李

被保险人的个人行李如果在旅途中发生被盗、意外遗失或者损毁,将得到一定数额的赔偿。

⑥行李延误

如果被保险人的行李在被保险人抵达目的地 12 小时后仍然没有送达,可以按照每 12 小时得到相应的赔偿。

⑦取消旅程

如果被保险人在保单生效日至起行日内,因为发生严重疾病或意外情况不能成行，部分（或全部）旅行费用订金、机票等损失由保险公司负责赔偿。

⑧旅程延误

如果被保险人所搭乘的交通工具因为天气恶劣、机械故障等原因导致旅程延误，被保险人可以按照旅程延误时间得到相应的赔偿。

⑨缩短旅程

被保险人因为遭遇意外、重病或死亡，需要提早结束旅程时，被保险人可向保险公司索要赔偿已支付或者是不能享用部分的费用。

⑩个人钱财及证件

保障的范围包括金钱损失（现金、当地货币、旅行支票）以及因遗失护照而造成的损失。

⑪个人责任

如果被保险人因为个人疏忽而导致他人身体受损或者财物损失，需要承担法律责任的，保险公司可代为赔偿。

（5）购买旅游保险需要注意的问题

第一，要注意保险的期限，比如是10天还是15天。

第二，要仔细阅读保险的保障范围，看看保险合同保障的是哪些内容，不保的是哪些内容，这是非常重要的，尤其是要看免责条款。

第三，注意看保险金额。不要认为旅游保险都一样，事实上有的时候价格相同而保险金额却不相同。

第四，保险金额一定要高。有些人习惯购买通常的10万元意外伤害保险，1万元的意外医疗保险，这实际上起不了多大的保障作用。因为人们购买保险，就是希望能够获得超过自己支付能力的补偿，如果保险金额过低，要是真出什么大事故，就不能真正的起到保障作用了。所以建议购买旅游保险产品时，意外伤害保险金额最好大于50万元，意外医疗保险金额最好大于5万元，这样才能够真正放心。

第五，购买保险后，一定要注意检查审核保单，看看保险资料是否完善，是否有发票、保险单、投保单和保险条款等。

(6)哪些人需要购买旅游保险

需要购买旅游保险的人群主要有三类：第一，参加旅行社组团的旅游者；第二，自驾游、徒步旅行者；第三，参加单位组织的外出旅游或者其他活动的人。

3 少带现金多刷卡

外出旅游，携带大量现金既不安全，又非常麻烦，如果是出境旅游，还会有汇率风险。而现在基本所有的银行卡都能实现异地存取现金，很多商场，酒店都能够直接刷卡，万一卡被盗或丢失了，只需打个电话进行挂失就可以了。所以建议大家出门只需带上少量现金，以备零用；需要百元以上支出时尽量多刷卡。

在刷信用卡支付餐饮、购物和住宿费用的时候，一定要精打细算。而且，在节假日期间，各式各样的刷卡优惠活动如双倍积分、刷卡换礼等也拉开了序幕。对于同时拥有多张银行卡的人来说，在不同的特约商户刷不同银行的信用卡消费，可以让您尽享各种银行卡的折扣优惠。所以在刷卡付款前，建议大家不妨多问一句，也许在不经意中您就为自己省下了一笔费用。

在这里，笔者提醒老警官朋友一定要注意用卡安全。申请的新卡应该及时更改密码，不要设置数字简单或与自己电话、身份证、生日、门牌号等一样的密码。在商场刷卡时，谨慎输入自己的密码，做到卡不离眼，并在签字前认真核对信息。对自己的银行卡要妥善保管，尤其是不能和身份证放在一起，更不要转借他人。建议大家开通短信银行服务业务，及时掌握自己账户的变动情况。旅游假期结束后，应及时核对自己的消费情况。如果银行卡丢失了，应该马上打电话到发卡行银行进行口头挂失，保证信用卡里的资金安然无恙。

旅行中对自己的钱物要时刻提高警惕。尽量把物品集中放在自己可以经常看得到的地方,使物品时刻在您的视线内,不要乱堆乱放,或放得过于零散。要事先准备好零用钱,将暂时不用的钱及贵重物品清点整理好,放在身上或其他可靠的地方。不要当众频繁地打开钱包,以免暴露给他人。有条件时可用链条锁将行李锁在行李架上。上下车船时提前做好准备,把行李归拢在一起,清点件数。车船到站或码头时,不要慌张,不要拥挤。当您已经发现或意识到谁是作案者或有可疑人员时,要及时、大胆和巧妙地向车(船)上公安人员或乘务员报告、检举,并争取其他旅客的支持,从而制服违法犯罪分子。

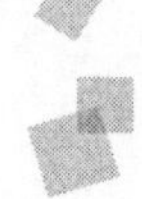

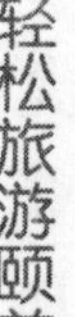

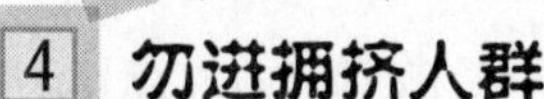

4 勿进拥挤人群

(1)拥挤的地方扒手多

公共场所人多拥挤的地方,老警官们尽量没事儿少去。因为一般小偷多选择车站、码头、公交车站点、商场和旅游景点等人员密集场所作案,其行为表现一般为拿着一张报纸、胶袋书包或衣物等做掩护,眼睛东张西望,甚至在局部小环境故意制造拥挤,伺机寻找作案目标。

老警官们外出旅游,无论是在旅游景区,还是在购物、酒店、餐饮或是乘坐交通工具时,一定要时刻注意周围的环境情况,巡视一下是否有神色可疑人员。如果在公交车上发现自己财物被盗,要及时告诉售票员、驾驶员或者记下公交车牌号,马上打电话或前往公安机关报警。

看紧钱包等财物。有些游客在购物的时候,兴奋点全在商品上。尤其遇到爱不释手的东西,更是反复挑选,还要和售货员讨价还价。有些女士在选购商品时,容易习惯性地就把自己的挎包放在柜台或者货架上。这样非常容易让小偷钻空子。

老年朋友逛街购物时,要留心周围一些神色异常的“顾客”,他们也假装要买东西,一旦看到有人在试穿产品无暇顾及自己的包或随身物品时，他们便伺机行窃。

老警官朋友们请牢记“包不离手”的原则，不能让随身携带的财物离开自己的视线范围。同时，为了自身安全，最好不要携带大量现金或将贵重物品展露人前。

（2）拥挤的地方事故多

①拥挤处事故多发的原因

·旅游途中在人群较为集中、道路相对狭窄的地区，前面有人摔倒，后面人未留意，没有止步。

·人群受到惊吓，产生恐慌，如听到爆炸声、枪声，出现惊慌失措的失控局面，在无组织无目的的逃生中，相互拥挤发生踩踏。

·人群因过于激动（兴奋、愤怒等）而出现骚乱，易发生踩踏。

·因好奇心驱使，专门找人多拥挤处去探索究竟，造成不必要的人员集中而发生踩踏。

②如何预防拥挤踩踏发生

·老年人不要去人多拥挤的地方。不得已时，尽量走在人流的边缘。应顺着人流走，切不可逆着人流前进，否则，很容易被人流推倒。

·当身不由已陷入混乱人群中时，一定要双脚站稳，抓住身边一件牢固的物体。要时刻保持冷静，提高警惕，尽量不要受周围环境的影响。

·事先留心注意观察所辖范围内所有的安全出口，提前作好心理准备，一旦发现有拥挤的苗头，及时从安全出口撤离。

·服从管理人员或志愿者组织安排的在场人员有序疏散。

③如何安全脱险

·在行进中，若发现慌乱人群向自己方向涌来，应快速躲到一旁，不要慌乱，不要奔跑，避免摔倒。或蹲在附近的墙角下，等人群过去后再离开。

·陷入拥挤的人流时，一定要先站稳，身体不要倾斜失去重心，即使鞋子被踩掉，也不要贸然弯腰提鞋或系鞋带。有可能的话，可先尽快抓住坚固可靠的东西慢慢走动或停住，待人群过去后，迅速离开现场。

·在人群拥挤中前进时，要用一只手紧握另一手腕，手肘撑开，平放于胸前，微微向前弯腰，形成一定的空间，以保持呼吸道通畅。

·若自己被人群拥倒后，要设法靠近墙角，身体蜷成球状，双手在颈后紧扣以保护身体最脆弱的头、颈、胸、腹部位。

一般来讲，景区当游客过多时，拥挤的人群往往容易产生危险。如果你正巧置身在这样的环境中，就非常有可能受到伤害。许多伤亡事故都是被人多拥挤的人群踩在脚下或从高处挤落而造成的。因此，旅途中老年人切勿进入拥挤的人群。

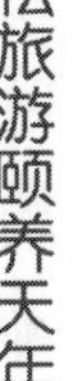

5 切勿听信陌生人

人在旅途中，心理活动处于一种放松状态，容易缺乏安全防范意识，给犯罪分子造成可乘之机。不法之徒采用各种隐蔽手段，专门坑害老年旅客。

不法分子会利用“老乡”、“同行”等借口主动搭讪，并装成“好心人”、“热心人”替你照顾小孩，看管行李等，在你放松警惕时实施诈骗和盗窃。因此，旅途中不要轻信陌生人的花言巧语，不要将自己的行李物品交给陌生人看管。

（1）防范陌生人的搭讪

对主动前来搭讪的陌生人要提高警惕，注意从其讲话的语气中捕捉不安定的信息；绝对不能贪小便宜而吸食陌生人“热情”递送的烟或饮料；谨防陌生人向你提供“发财点子”的诱饵或以迷信施加的恐吓，保持头脑清醒，切勿上当。

（2）切莫轻信“神医”

旅游途中您会发现，有人沿街寻找中老年人搭话，说您相貌如何如何。随后察言观色，说您身体某部位潜伏有病变，有的还说您有血光之灾或说您要发一笔财等花言巧语。他们的连篇鬼话，就是为了骗钱。不理他们，是对自己的最好保护。

与不熟悉的人交谈时，老年人不要轻易被别人套出家底，尤其是家里的财产、地址、同住人等情况；不要把不熟悉的人带进家里，更不能轻易把钱交给别人。

(3)不要跟陌生人说话

防止不认识的人突然上前和您握手寒暄说："您退休这么多年，身体还这么硬朗，看您保养得满面红光，精神真好啊……"说罢扬长而去。这一番热情的问候会弄得您不知所措，感觉莫名其妙的时候，应检查一下自己的物品，您可能丢了东西。

这是因为现在老年人因为子女工作忙，陪伴老人的时间越来越少。老年人更渴望与别人交流和得到关怀。这时出现几个人，冲着他们热情地叫着"大爷、大妈"，老人的心理防线很容易被突破。有些骗子常常主动与老年人打招呼，套近乎，同时表现得很热情，此时有的老年人就容易放松警惕。我们提醒老年人，千万不要和陌生人过于亲热，以免上当受骗。另外，独自外出时不要戴贵重的物品和首饰。

(4)提防"免费体检"的骗术

有些景点或者住宿宾馆，对老年人提供"免费体检"的服务。或是给你量血压，或是让你听讲座、听宣传，有的还发保健品。慢慢你会发现所谓的体检只是把把脉，根本没检查身体，对方却始终围绕着一种保健品做宣传。如果您买了保健品回家，就有上当的可能。

老年人最关心的就是自己的健康状况，他们有的不愿去大医院检查身体，怕检查出一些疾病拖累子女。而别有用心的人正是看中了这点，很多违法分子就利用老人们的健康问题行骗。

(5)提防"感情"骗术

近年来独居老人越来越多，部分老人喜欢有人亲近、有人交流。一些骗子利用老人的这种心理，实施诈骗行为。

有的中年妇女专门瞄准独自出门的老人，以各种方式与老人套近乎。一来二去混熟以后取得老人的信任。套话得知老人一人在家，老伴去世，儿女成家在外单过，老人有丰厚的退休养老金，便提出免费照顾老人。照顾老人没多久，她们就以各种理由提出借钱或偷钱，然后“消失”。所以，遇到陌生人主动套近乎，老年人不要向对方交家底，也不要轻易把不熟悉的人带回来，更不要轻易被别人的花言巧语打动从而借钱给他人。

(6)提防“亲情”骗术

老年人被骗还有一个常被人们忽视的重要因素，就是他们普遍缺少子女和家人的亲情关怀。“亲情”骗术的一般套路，是先用一些健康讲座，送小礼品等免费活动吸引老人参加，然后很亲热地与老人打成一片，通过了解老人家庭情况，将“有钱却孤独”的老人作为欺骗对象。

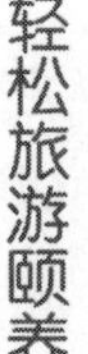

不法分子在行骗前一般都有周密细致的预谋，搜集各种信息，掌握老年人的心理状态，随机应变，花言巧语，极力迎合老年人的心理，在骗取老年人的信任后，再诈骗他们的财物。老年人辛苦一辈子，多多少少都有些积蓄才有钱出去旅游，这些就成了骗子眼中的“肥肉”！

想当年，老警官们在工作岗位上，警惕性、安全意识以及政治素养都很高，值得骄傲。但是要面对现实，退休后在某些情况下也不能放松警惕。有些退了休的老警官还有积德行善的心理，这种善良的心理，也容易使他们降低防范意识。

人越老越怕别人说他没用了，于是，有人经常表现出好强心理。一旦上当受骗，老人还不敢跟家里人说，也不愿意报案，觉得丢面子。这就进一步助长了骗子的嚣张气焰。总之，在任何场合“防坏人之心不可无”，旅途安全很重要。

旅行禁忌

在旅游活动中陶冶情操、增长见闻的同时，也不要忘记事先了解一些旅途中的禁忌和需要注意的问题，避免发生不愉快的事情。老警官出游，安全第一，不要冒险；同时，根据自己的身体状况量力而行，禁忌过度劳累。俗话说："入乡随俗"。在进入少数民族聚居区旅游时，要尊重当地的传统习俗和生活禁忌，切莫因忽视礼俗或由于行动上的不慎而伤害到他们的民族自尊心。旅途中遇到"萍水相逢"的人时，切忌轻易深交，勿泄"机密"，谨防上当受骗，给自己造成损失。

1 国内游的禁忌

(1)老人节假日不宜单独出游

节假日、黄金周，是上班族集中享受出游、休闲娱乐的休假大餐。很多老年人也想同年轻人一样，享受节日的乐趣，也是在情理之中的。但是，节日期间，特别是在"五一""十一"这些最适宜出游的季节，很多景区常常人满为患，"大人看大人的脑袋，小孩看大人的屁股"，乘车备受拥挤，去餐馆吃饭还要排队等座位，确实有诸多不便。老人们在这时出游真是很辛苦。所以建议老人们自己最好还是尽量不在假日出远门，以确保自身的安全和健康。假日过后，气候和环境依然宜人，老人们有足够的时间，可以在更加宽松和安静的环境下，享受生活的乐趣。

(2)切记带好老年证

老年人出游，无论随团还是自助旅游，旅游一趟下来，门票费要比车船费高得多。而对离退休老同志，国内许多旅游景点，可以凭老年证享受参观门票全免或半免的规定。一些老人不知道有此项优待，忘记随身携带老年证，会造成经济上一些不必要的损失。

(3)车站前防“上钩”

不少旅游城镇的火车站前都有打着某某旅社小旗的导游员，以及“优惠”住宿的揽客者和“宰你没商量”的出租车。不管他们如何热情似火，甜言蜜语，你都别心软，别轻信，别理睬。最好在离旅游点较近的正规宾馆、招待所先住下，向服务员咨询，然后再作决定。

(4)谨防“连环当”

假导游有的是和小旅行社、小酒店“一条龙”合作的。心地善良的老年人容易上当。有些胸挂某旅行社牌子的假导游，向人们“兜售”价格优惠的游览项目，有些老年人以为价格不算贵又省事，就先交了定金。等到第二天上车时，导游小姐宣布，某景点门票要自己买。这时你即便后悔也无济于事了。出门在外遇见“意外收获”的时候，要谨记：便宜就是陷阱。

(5)旅游度假的禁忌

①忌单独出游。特别是老年人的自助旅游，最好与熟悉的人结伴同游，这样既可增添旅游的乐趣，又能互相照顾。

②忌无目的的滥游。有些老年人在出门旅游前既无目标，也无计划，有种“走到哪儿算哪儿”的潇洒。但是，这种毫无目的的乱逛，既不安全、浪费金钱，又没有什么收获。

③忌饮食没规律。老年人在旅途中一日三餐要按时吃；没有吃过的地方特色食品，要慎重品尝，以防身体不适。注意饮食卫生，防止发生旅途腹泻。

④忌好胜逞强。旅途中应时时处处注意量力而行。走累了就休息；爬不动的高山就不爬；不提、不拿、不搬重物。

⑤忌轻易交友。在旅游中应注意不要随便与不认识的人深谈深交，更不要与其交换联系方式。遇人遇事不要意气用事，以免自己吃亏、上当受骗。

⑥忌随身携带重要文件或贵重财物。谨防失密、失窃，造成不应有的严重损失。

⑦在旅游途中照相留念，是广大游客必做的一件乐事。当自己看到令人激动的景色时，切记要冷静地看好前后左右的地形环境，尤其是在台阶、山坡、水边等有安全隐患的地段，一定要时刻提醒自己：拍照不走路，走路不拍照。

⑧到目的地住进宾馆，个人外出时要向服务台索要一张印有该宾馆地址、电话的服务卡片，避免人地生疏自己找不回来。外出要坐正规出租车，谨防坐上"黑车"，以免发生意外。

(6)旅途中进寺庙的禁忌

忌称呼不当。对寺庙的僧人应尊称为"师父"或"法师"；对喇嘛庙中的僧人称其为"喇嘛"，即"上师"之意。忌直称为"和尚"、"出家人"，或者其他不当的称呼。

忌失礼节。当与僧人见面，通常行礼方式为双手合十，微微低头，或单手竖掌于胸前，头略低。忌用握手、拥抱等不当礼节。

忌谈吐不当。与僧侣、道人交谈，最好避免提及杀戮之辞、婚配之事，也切莫随意打听饮食腥荤之类，否则会引起对方反感。

忌行为举止失当。游历寺庙，不可大声喧哗，妄加指点议论，也不要随便乱动寺庙里的东西，尤其不要用手去摸神像。如遇上佛事活动，可静立默视或悄然离开。若是你带上了小宝贝，则要照看好他(她)，以免因其年幼无知而作出不礼貌的事。

提倡健康娱乐，抵制封建迷信活动。

(7)不同民族地区的旅游禁忌

大家到少数民族地区旅游，应该了解一些少数民族地区的禁忌，少数民族的礼俗禁忌代表着民族宗教文化和文明习惯。如果对民族礼俗禁忌略知一二，就可以避免麻烦，减少误会，使你旅途更顺利。切记以下几点：

①不能随意摸小孩、小和尚和少女的头和头饰。

②进傣族寺庙的大殿或上傣家竹楼须脱鞋。

③在傣家竹楼留宿，头的方向不能对着主人家的房门，而要把脚向着主人房门，也不能从妇女的脚上跨过去。

④别人给你盛饭，应双手接；你给别人盛饭菜，不能盛满，也不能只添一勺。

⑤到回族地区或进清真饭店时，忌谈猪肉。忌说肥字，一般是用壮代替肥。

⑥不能触摸和践踏民族宗教标志。

⑦不要向少女赠送装饰品。

⑧不要进入产妇和病人的房间。

⑨不能在屋子里吹口哨、戴草帽。

⑩不能用筷子敲碗、打猫狗。

⑪不要当着蒙古族人谈论“蒙古大夫”。

⑫不能背靠神位而坐。

⑬不得跨越火塘上的三角支架，也不能用脚蹬或在上面放鞋袜、衣裤。

⑭参加藏民的喜庆活动必须首先献上哈达。

⑮对方给你敬酒，不能拒喝，多少都得喝一口或抿一下。

⑯如果你吃饱了，对方还给你盛饭时，不能说不要了，而要说吃好了。

⑰不能坐在门槛中间。

⑱不能往火塘里吐痰。

⑲白族女主人向你敬三道茶时，必须站起来双手去接。

⑳不要给佤族家里送辣椒和鸡蛋。

㉑往火塘里加柴，柴根应往里，不准柴尖往里。

㉒清早不能谈梦见的事，傍晚不扫地。

㉓不能一进家门就抱婴儿。

以上虽然列举了不少少数民族的禁忌事项，但大家不用过分紧张，

少数民族是很友善和好客的，在初到异地时，事先了解当地的风俗文化会更有利于旅者快速融入当地的文化生活中去。

2 出境游的禁忌

对于参加出境游的旅游者，旅行社都会事先召开一次说明会，讲解出游当地的风土人情、宗教信仰以及文化禁忌等。即便如此，还是有很多游客到了国外依然我行我素。随着越来越多的国人走出国门，部分游客也将一些在国内的不文明习惯带到了国外，严重影响了我国的国民形象。

出国旅游者要了解和尊重当地国家一些带有地方特点的生活习惯和禁忌。在国外，如果不慎作出违反禁忌的事情，轻则影响个人形象，重则给国家形象造成不良的影响。每位出境游客的一举一动都应该时刻想到"我代表中国"。

(1)日常习惯的禁忌

公共场合禁忌大声喧哗。在景点游览参观或乘坐火车、飞机等交通工具时，不可旁若无人、大声喧哗。

禁忌抚摸小孩。一位中国游客在马来西亚旅游时看到一位当地小孩长得很可爱，便伸手爱抚了一下。这本来在国内是很平常的举动，却招来了不小的麻烦。孩子的母亲随即拨通电话报警，指控他企图对孩子性骚扰。带团的导游不仅要负责解释，还要帮他应对警方的讯问，旅行团的行程也因此耽误了。

在泰国的大街上，旅游团里一个10岁左右的男孩说要上厕所，他的母亲却让小孩在马路边小便了，嘴里还振振有词："小孩嘛，有什么关系！"在外国的一些餐厅里，由于饮用水和水杯都是免费的，有些中国游客就拿着空矿泉水瓶灌了一瓶又一瓶……后来，很多餐厅无奈之下在免费取水处贴出了明显的中文标识"禁止外带"。

除了吸烟外，诸如乱扔垃圾、吐痰等陋习在国外均有可能会遭到罚款。很多国家的环保法规定，在公共场合随地小便、吐痰、乱丢废弃物将被视为犯罪行为，予以严惩。

（2）宗教信仰的禁忌

马来西亚国民大多信奉佛教，教义规定不允许喝含酒精的饮料。而不少国内游客却经常对当地人热情劝酒，这样会让对方很为难，甚至觉得受到了侮辱。在马来西亚，不可穿短裤、短裙进入寺院。除皇室成员外，一般不穿黄色衣饰。

在参观清真寺的时候，所有人，不管是穆斯林还是非穆斯林，在踏入清真寺前都要脱鞋。游客也应该遵循穆斯林的穿衣风格：男士应该穿长裤和长袖衬衫；女士应该遮住所有裸露在外的皮肤，还必须围头巾，如果您没有，在很多大的清真寺入口处您可以借一条。

参观意大利的教堂，无论是男士还是女士，都不允许穿短裤、裙子和无袖上衣。在教堂门口会有警卫或教民检查，所以在出发的时候记得带上一件长袖衫和长裤子。

（3）不当行为的禁忌

韩国泰院大街的外国游客比较多，有一块英文招牌：CHINA CITY（可译为“中国城”或“唐人街”），但是旁边标注的中文却是“成人观光”。一位当地的导游解释说，总有一些中国游客对于韩国的赌场、夜总会极其热衷，经常“含蓄”地问导游“有什么是国内看不到的”。当地的生意人索性就将这里的名字译成了“成人观光”，意图吸引更多的中国游客前来，而这样的“译法”也会让大多数中国人感觉出了浓重的侮辱味道。

很多国内游客到了日本后，到处询问“红灯区”的所在，引来日本当地居民和导游们鄙夷的目光。

欧洲人说话声音较低，特别是在公共场所。值得注意的是，欧洲许多非英语国家，如法国、德国和意大利等，在语言上有着极强的民族自尊心，若见到欧洲人就喊“哈啰”，会引起他们的反感。

英国人有排队的良好习惯,加塞是一种令人不齿的行为。英国人非常不喜欢谈论男人的工资和女人的年龄。在英国购物,最忌讳的是砍价。英国人不喜欢讨价还价,认为这是很丢面子的事情。他们认为一件商品的价钱合适就买下,不合适就走开。

(4)风俗习惯的禁忌

有的游客在国外泡温泉时因为不懂当地必须脱衣入水的风俗,穿着衣服就下了水。还有的在温泉水里涂抹浴液、搓澡,引起了同池当地游客的抗议和投诉。虽经过解释调解得以解决,但是有些温泉再不愿意接待中国游客了。

在日本,有不能把筷子插入饭碗里离开的习俗。因为这是不祥的征兆,饭碗里直立的筷子会让日本人想起墓碑。而且,如果您用入口那端的筷子去夹菜也是一种不礼貌的行为,应该用另一端去夹菜。在我国和很多其他的国家一样,用筷子指别人也是不礼貌的举动。

南非黑人非常敬仰自己的祖先,他们特别忌讳外人对自己的祖先言行失敬。跟南非人交谈,有四个话题不宜涉及:不要为白人评功摆好;不要评论不同黑人部族或派别之间的关系及矛盾;不要非议黑人的古老习惯;不要为对方生了男孩表示祝贺。

强调肤色不同,在非洲是最大的禁忌。称呼非洲人,最好照他们的国籍来称呼。非洲人国家意识相当强烈,直呼其国名,他们听起来很受用。

通常在埃及人面前尽量不要打哈欠或打喷嚏,如果实在控制不住,应转脸捂嘴,并说声“对不起”。

在国内,我们常用“OK”手势表示“好的”,可是在法国却表示“空”或“零”,在日本则表示“为数不少的钱”。但是在葡萄牙人眼里,这个手势带有侮辱性的意思,而在突尼斯人眼中,该手势则是表示“我要杀死你”。在出境游之前,不提前了解你所去国家手势的含义,将会闹出很多笑话,甚至会造成伤害性的影响。

我们中国人出于礼貌或者想跟人套近乎，总是愿意说些关心人的话。我们常喜欢问候客人说“您身体好吗？”然而，普通的问候却有可能让西方人误解为你对他的身体状况表示担忧。他们很喜欢别人夸他们年轻、强壮，如果你质疑他们的身体健康，他们甚至会发怒。

欧洲各国都非常注重博物馆展示，大部分著名的国家博物馆都对游客开放。在参观一些重要展品时，动手摸展品是参观的忌讳，如巴黎卢浮宫的维纳斯雕塑和蒙娜丽莎油画等，千万不要好奇地动手，这会引起大麻烦的。另外，欧洲大多数商店都很小，但布置精巧，店主也不喜欢顾客东摸西摸。

“看人”的方式也是海外旅游的一个重要内容。譬如在法国，大街上时常会见到情侣拥吻，老外从他们身后匆匆走过，只是会心一笑而已。然而我国有些游客对他们盯住不放，拿来当“秀”看，这种举动在欧洲是很无礼的。

(5)拍照的禁忌

在旅游活动中，人们在拍照时，绝对不能违反特定国家、地区、民族的禁忌。凡在边境口岸、机场、博物馆、私宅、新产品与新科技展览会、珍贵文物展览馆等处，应严禁随意拍照。在被允许的情况下，对古画及其他古文物进行拍照时，严禁使用闪光灯。凡在“禁止拍照”标志的地方或地区，人们应自觉停止拍照。

很多国家法律规定有严禁拍照的场所，如海关、机场、军事防御设施、军事禁区、国家空军的管辖范围、国家通信部门控制的基础设施以及所有被国家安全部门规定严禁靠近的电力设施、燃气设施、铁路、公路、航道等。近年来，包括发电站、桥梁、大坝、港口、公共交通枢纽等以前并不是拍摄禁地的场所也被纳入了限制拍摄名单，游客们最好事先探明。

当地警察和海关有权对一切可疑人员进行检查。如游客在拍摄时遇到抽检，应尽量配合，以免造成误会。

在通常情况下，应忌讳给不相识的人(特别是女子)拍照。

禁忌吆五喝六，看景点胡乱照。在法国巴黎的巴黎圣母院、凯旋门、艾菲尔铁塔等著名景点，旅行团内有的游客身穿西装，脚踏旅游鞋，相机在胸前乱晃，吆五喝六，呼前喊后，争抢着在最佳地点留影。

在法国卢浮宫，有些人直奔卢浮宫镇宫三大宝——胜利女神、维纳斯、蒙娜丽莎，拍完照不听讲解就马上离开。在希腊，拍照时绝不能立三角架拍照。这个国家有个规定，立三角架拍摄，必须获得官方允许。他们认为使用三角架拍摄的人，是职业摄影家。希腊有数不清的名胜古迹，如果一个职业摄影师郑重其事地立起三角架"隆重"拍摄图片，很可能用他的杰作印成风景明信片，这是希腊当局所顾虑的。

在阿拉伯国家，不经同意擅自拍照是十分失礼的举动。而如果给身穿黑袍的阿拉伯妇女拍照就更是犯忌了。在迪拜，酒店的客人中有不少明星，而且在海滩上很多客人都穿得很少，拍照会让他们感到不自在。中国游客在中东旅游时慎用手中的相机。

不要拍摄落后的镜头。任何国家都有肮脏混乱、穷人群集的地区。发展中国家的人民自尊心很强，这是身为观光客务必认清的事实。一见落后的景象就想拍照留念，无异是在找人家的茬儿，如此欠考虑的行为，还是不做为妙。

非洲人普遍认为相机对准某物，某物的"精气"就会被吸收殆尽。人、房屋、家畜一律不准拍摄。观光客如想拍摄，最好事先向对方打个招呼，以免因误会而被投石、吊打或挨一顿揍。

照相在韩国受到严格限制，军事设施、机场、水库、地铁、国立博物馆以及娱乐场所都是禁照对象，在空中和高层建筑拍照也都在被禁之列。

另外，不管是在国内还是国外，宗教问题都是相当严肃和谨慎的问题。面对各种不同的宗教禁忌，游客需格外小心，对各类寺庙（教堂）投入足够的尊重。在不允许拍摄的宗教区域一定不要随意"咔嚓"，更不能抱着侥幸心理偷拍。

（6）国外烟酒的禁忌

警官中烟民数量比较多,所以在出境旅游中,禁烟条例要引起重视。

新加坡从2007年开始在包括酒店、夜店和卡拉OK在内的娱乐场所实施了禁烟令。在禁烟区吸烟将被罚款200新元(约合1000元人民币)。抽烟者如果对执行禁烟令的管理人员加以污辱、威胁或阻挠,将被控上法庭,他将面对高达1000新元(约合5000元人民币)的罚款或监禁6个月的处罚。

在澳大利亚,禁烟令中还明确规定了所谓公共场所的定义,即"围住"的公共场所是指有天花板或屋顶,且永远或暂时被围住面积超过75%的场所。在公共场所不允许任何人抽烟。

在沙特阿拉伯,市面上虽有香烟出售,但不能在街上或者宴会等公共场合抽烟,当地更没有抽烟的习惯。

穆斯林有忌饮酒的风俗,虽然迪拜等国允许向外国人出售含酒精的饮料,但仍然规定任何人饮酒后不得在外边露面。而我们中国人喜欢在旅游休息间隙,抽空和家人朋友聚在一起喝点儿酒。建议您如果有机会去迪拜旅游,酒后应尽量待在房间里,不要外出。

在俄罗斯给人让烟时,一般要递上烟盒让其自取,不能只给一支。特别注意不要一根火柴点三个人的烟。男人吸烟时,要先问问你身旁的妇女介意不介意。

欧洲各国对烟酒的检查都较为严格。去欧洲1人最多只能带200支烟(1条);10度以上的酒不能超过500毫升,否则将被处以50~200欧元的罚款。

(7)携带物品的禁忌

公安局出入境管理部门提醒游客,市民在出境旅游时,最好不要携带或穿着佩戴仿冒的名牌提包、服饰、手表等,以免引来麻烦。特别是香奈儿、路易威登、迪奥、范思哲、普拉达等国际知名的一线品牌。

根据各国法律规定,如果被查出是假货,携带者将面临没收、罚款,甚至是牢狱之灾。在法国机场,除了"品牌监察员"不定时抽查之外,海关官员和警察也会进行例行公务检查。意大利的打假更为严格,对于购买和使用假冒名牌产品的人员处以最高1万欧元的罚款。

欧洲方面没有严格的药品管制规定。但是在澳洲,一些感冒类的胶囊药物是不能携带入境的,因为里面含有可提取制造软性毒品的"盐酸伪麻黄碱"。携带少量是允许的,但是不能超过5盒。

中国游客在动植物检疫方面的意识不强,很多游客出门喜欢带上水果,这在国外,特别是澳洲都是会被没收的。在我国香港、澳门、台湾地区也是一样,要求你吃掉或者扔掉。

在俄罗斯,上厕所的代语是"对不起,请等一下"。握手时要脱手套,不要摇动对方的手,轻轻地握,关系很好时可用力。对年长妇女,别先伸手。对初见面的妇女,可先鞠躬。对他人不得用手指指点点,交谈时不要大声嚷嚷。俄罗斯人在公共场合要么不说话,要么低声交谈。

后 记

参加本书编写的有公安部退休干部徐雅雅、李五三，中国旅游出版社吕大千，自由撰稿人陈涛涛等。本书在编写过程中，先后组织了两次由公安部离退休干部局领导和公安部离退休干部代表、中国人民公安大学离退休工作处和公安部第一研究所离退休工作处负责人，以及有关专家、学者参加的研讨会，反复论证写作大纲，确立作者分工，成稿后又广泛征求离退休老警官的意见。

编者

2013 年 1 月